DIETA CHETOGENICA

Riattiva il Tuo Metabolismo! 50 Ricette Rapide e Gustose Pronte per essere Cucinate in Famiglia e con Amici.

(MANUALE ILLUSTRATO)

ANDREA MARIANI

INDICE

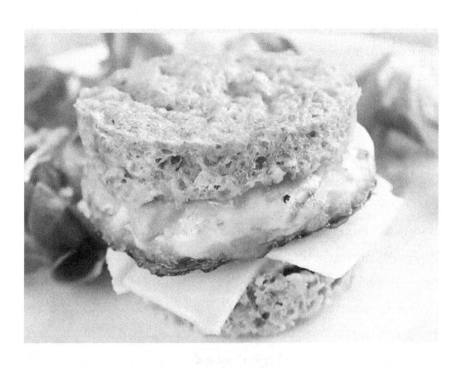

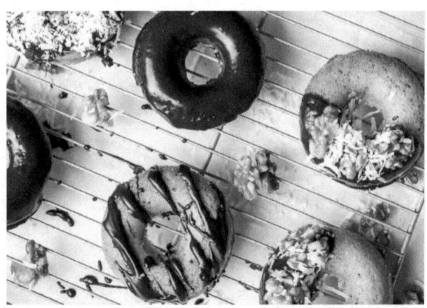

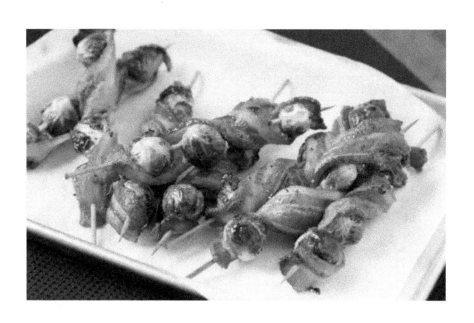

SPAGHETTI DI ZUCCINE ALLA CARBONARA

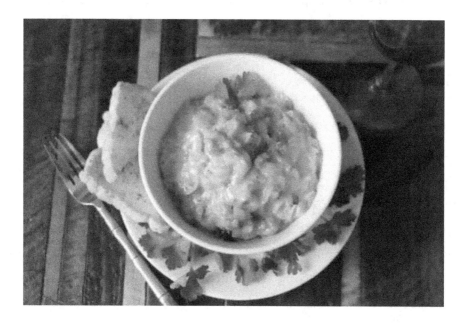

PORZIONI: 4

INGREDIENTI:

2 zucchine medie

8 fette di pancetta,

½ tazza di cipolla tritata,

1 spicchio d'aglio tritato,

4 uova

50 g di parmigiano grattugiato

1 pizzico di sale e pepe nero a piacere

2 cucchiai di prezzemolo fresco tritato

2 cucchiai di parmigiano grattugiato (extra da portare in tavola)

DIREZIONI:

01. Tagliare le zucchine a forma di spaghetti. Il mio suggerimento, è di servire la salsa solo sugli spaghetti che mangerete quella sera. Gli spaghetti insieme al condimento diventano un po' mollicci se avanzati, quindi è meglio condirli per le porzioni giuste e se avanzano, tenerle entrambe separate nel frigorifero.

02. In una grande padella, cuocere la pancetta tritata fino a quando non diventa leggermente croccante; rimuovere e scolare su carta assorbente. Riservare 2 cucchiai di grasso di pancetta e riscaldare nella grande padella utilizzata.

Aggiungere la cipolla tritata e cuocere a fuoco medio fino a quando la cipolla è traslucida. Aggiungere l'aglio tritato e i piselli (se si usano), e cuocere per un altro minuto.

03. Riportare la pancetta cotta nella padella; aggiungere gli spaghetti cotti e scolati e riscaldare amalgamando bene.

04. Aggiungere le uova sbattute e cuocere, girando costantemente con una pinza o una grande forchetta fino a quando le uova sono appena impostate. Aggiungere rapidamente 1/2 tazza di parmigiano e mescolare di nuovo.

05. Aggiungere sale e pepe a piacere (ricordate che la pancetta e il parmigiano sono molto salati).

06. Servire immediatamente con prezzemolo tritato cosparso sopra e parmigiano extra a tavola.

VALORI NUTRIZIONALI:

Calorie 523 kcal

Carboidrati 66,2 g

Grasso 15,5 g

Fibra (65,8 carboidrati effettivi) 0,8 g

Proteine 28 g

SPAGHETTI ALLA BOLOGNESE A BASSO CONTENUTO DI CARBOIDRATI

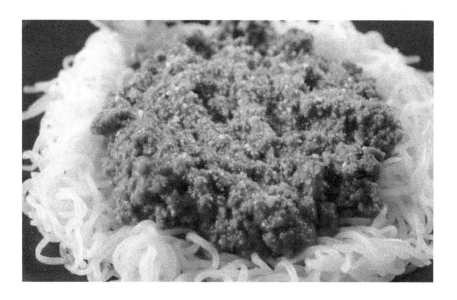

Gli spaghetti alla bolognese, a basso contenuto di carboidrati con i Noodles, sono un punto fermo assoluto in casa nostra. Possono essere pronti in 20 minuti, dall'inizio alla fine.

PORZIONI: 5

INGREDIENTI:

1 cipolla tritata finemente

200 g di noodles

60 g di parmigiano

2 spicchi d'aglio schiacciati

500 g di carne di manzo macinata

400 g di pomodori tritati in scatola

1 cucchiaio di rosmarino secco

1 cucchiaio di origano secco

1 cucchiaio di salvia secca

1 cucchiaio di basilico secco

1 cucchiaio di maggiorana secca

sale e pepe a piacere

DIREZIONI:

01. in una grande casseruola, soffriggere delicatamente la cipolla e l'aglio nell'olio fino a quando si ammorbidiscono. ma non fateli cuocere troppo.

02. Aggiungere il macinato e continuare a cuocere mescolando continuamente per sgranarlo bene. Tenere sul fuoco fino a quando tutta la carne è cotta e rosolata.

03. Aggiungere le erbe, il condimento e i pomodori.

04. Mescolate e fate cuocere a fuoco lento per 15 minuti mentre preparate i noodles. 05. Servire in una ciotola con noodles e parmigiano grattugiato sopra.

VALORI NUTRIZIONALI:

Calorie 318 kcal

Calorie da grassi 153 kcal

Grasso totale 17 g

Carboidrati totali 13 g

Fibra dietetica 4 g

Zuccheri 7 g

Proteine 30 g

TACCHINO VEGETALE

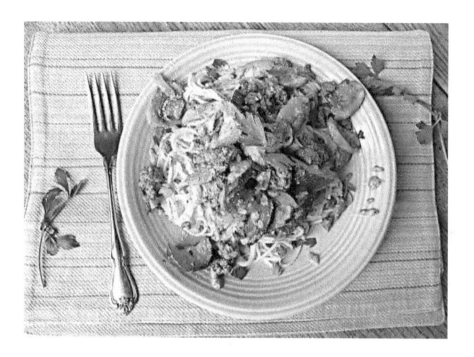

Verdure fresche come zucchine, funghi e cipolle sono una combinazione perfetta con tacchino macinato e salsa al pesto fatta in casa.

PORZIONI: 6

INGREDIENTI:

2 cucchiai di olio

450 grammi di tacchino macinato

1 tazza di cipolla a dadini

2 tazze di zucchine affettate

2 tazze di funghi affettati

3 cucchiai di salsa di pesto fatta in casa

Guarnizioni opzionali: prezzemolo fresco tritato, parmigiano grattugiato

DIREZIONI:

01.Scaldare l'olio in una grande padella e rosolare il tacchino macinato. Una volta cotto, toglierlo e metterlo da parte.

02.Aggiungere la cipolla e soffriggere fino a quando non diventa traslucida, poi aggiungere le zucchine e i funghi.

03.Cuocere per circa 5-8 minuti o fino a quando le verdure sono tenere. Aggiungere il tacchino macinato cotto nella padella con le verdure e mescolare con la salsa al pesto, coprire e abbassare il fuoco.

04.Cuocere a fuoco lento per 5 minuti.

VALORI NUTRIZIONALI:

Calorie 273,5 kcal

Grasso 14,5 g

Colesterolo 76,6 mg

Sodio 126,6 mg

Carboidrati 5 g

Fibra 1,2 g

Zuccheri 2,2 g

Proteine 20,6

AVOCADO RIPIENO DI POLLO

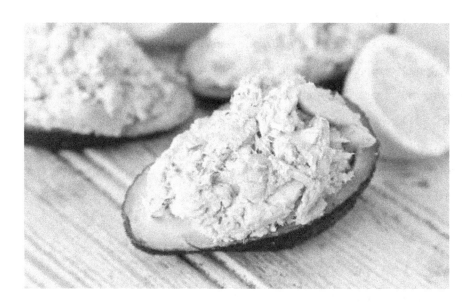

PORZIONI: 2

INGREDIENTI:

1 avocado extra grande o 2 medi, senza semi (300 g)

1 ½ tazza di pollo cotto (210 g)

¼ di tazza di maionese (potete fare la vostra) (58 g)

2 cucchiai di panna pesante acida o formaggio cremoso (24 g)

1 cucchiaino di timo secco

1 cucchiaino di paprika

½ cucchiaino di cipolla in polvere

½ cucchiaino di aglio in polvere

¼ di cucchiaino di pepe di Cayenna

2 cucchiai di succo di limone fresco

¼ di cucchiaino di sale o più a piacere

DIREZIONI:

01. Tagliare o sminuzzare il pollo cotto in piccoli pezzi.

02. Aggiungere la maionese, la panna pesante acida, il timo, la paprika, la cipolla in polvere, l'aglio in polvere, il pepe di cayenna, il succo di limone, sale a piacere e amalgamare bene.

03. Togliere un po' di polpa centrale dell'avocado, tagliarla in piccoli pezzi e metterla nella ciotola con il pollo e mescolare fino a quando non è ben amalgamato. Riempire ogni metà di avocado con il composto di pollo e avocado e gustare!

VALORI NUTRIZIONALI:

Carboidrati netti 5,6 g

Proteine 34,5 g

Grasso 50,6 g

Calorie 639 kcal

Carboidrati totali 16,6 g

Fibra 11 g

Zuccheri 2 g

Grasso saturo 8,6 g

Sodio 437 mg

Magnesio 78 mg

Potassio 1.034 mg

UOVA CON SPINACI

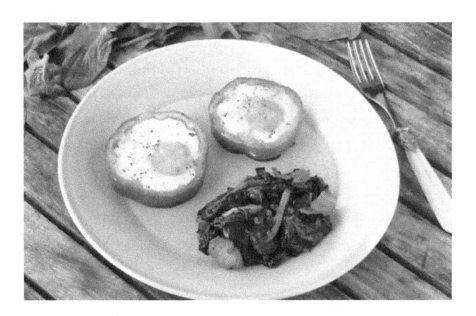

PORZIONI: 1

INGREDIENTI:

2 uova grandi (preferibilmente biologiche)

2 anelli di peperoni verdi grandi, spessi circa 2 cm (40g)

½ cipolla rossa piccola (30g)

1 tazza di spinaci freschi (30g)

¼ di tazza di pancetta biologica affettata (30g)

1 cucchiaio di burro chiarificato (o burro biologico non salato)

Sale e pepe a piacere

Nota: cerca di ottenere pancetta senza nitrati

DIREZIONI:

01. Sciacquare il peperone, rimuovere il gambo e i semi. Affettalo in due fette spesse 2 cm (la parte in mezzo del peperone è la parte più larga). Conservare il resto del peperone per un'insalata.

02. Ungere una padella antiaderente con metà del burro chiarificato e aggiungere gli anelli di peperone nella padella. Cuocere su un lato per circa 3 minuti. Rompere un uovo in ciascuno degli anelli di peperone. Non preoccupatevi se parte dell'albume fuoriesce, potete semplicemente rimuoverlo in seguito con una spatola. Condire con sale e pepe nero macinato e cuocere fino a quando l'albume diventa sodo. Al termine, mettere da parte.

03. In una padella a parte, scaldare il resto del burro chiarificato e aggiungere la cipolla rossa tritata finemente. Cuocere per qualche minuto fino a che non diventa leggermente marrone. Poi, aggiungere la pancetta affettata e rosolarla brevemente. Aggiungere gli spinaci lavati e scolati, salare e cuocere per un altro minuto.

04. Mettere tutto su un piatto da portata e gustare!

VALORI NUTRIZIONALI:

Carboidrati netti 4,3 g

Proteine 17,6 g

Grasso 29,3 g

Calorie 360 kcal

Carboidrati totali 6,1 g

Fibra 1,8 g

Zuccheri 3 g

Grasso saturo 13,7 g

Sodio 575 mg

Magnesio 44 mg

Potassio 487 mg

PANINO DA COLAZIONE KETO

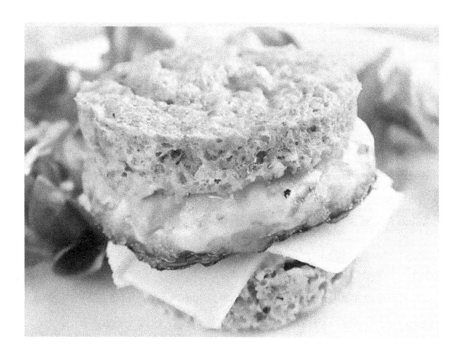

Questa ricetta è vegetariana, ma potete aggiungere qualche fetta di pancetta se volete. Se non avete un microonde, ho incluso alcuni consigli per cuocere i panini nel forno.

INGREDIENTI:

Panini:

¼ di tazza di farina di mandorle (25 g)

¼ di tazza di farina di lino (38 g)

¼ di cucchiaino di bicarbonato di sodio

1 uovo grande, meglio se biologico

2 cucchiai di panna pesante da montare o di latte di cocco

2 cucchiai di acqua

¼ di tazza di formaggio cheddar grattugiato (28 g)

Pizzico di sale

Farcitura:

2 uova grandi, meglio se biologiche

1 cucchiaio di burro chiarificato

2 cucchiai di formaggio cremoso da spalmare

2 fette di formaggio cheddar o altro formaggio duro (56 g)

1 cucchiaio di senape di Dijon o 2 cucchiai di ketchup senza zucchero

Sale e pepe a piacere

Opzionale: 2 tazze di verdure (lattuga, cavolo, bietola, spinaci, crescione, ecc.)

Opzionale: 4 fette di pancetta croccante.

Quando si usano gli ingredienti, andare sempre in base al loro peso, soprattutto nel caso di prodotti da forno.

DIREZIONI:

01. Mettere tutti gli ingredienti secchi in una piccola ciotola e combinare bene.

02. Aggiungere l'uovo, la panna pesante, l'acqua e mescolare bene con una forchetta.

03. Grattugiare il formaggio e aggiungerlo al composto. Amalgamare bene e usare degli stampi per creare forme perfette per i panini e poi metterli in pirottini monodose.

04. Metterli poi nel microonde su alto per 60-90 secondi. Suggerimenti per la cottura in forno: Se non avete un microonde, vi suggerisco di fare 4-8 porzioni in una volta sola. Preriscaldare il forno a 175 °C e cuocere per circa 12-15 minuti o fino a quando è cotto al centro.

05. Nel frattempo, friggere le uova nel burro chiarificato fino a quando l'albume è opaco e il tuorlo ancora liquido. Condire con sale e pepe e togliere dal fuoco.

06. Tagliare i panini a metà e spalmare un po' di burro all'interno di ciascuna metà.

07. Ricoprire ciascuno con fette di formaggio, uovo e senape. Facoltativamente, servire con verdure (lattuga, spinaci, crescione, bietole, ecc.) e pancetta.

08. Mangiare immediatamente! I panini (senza il ripieno) possono essere conservati in un contenitore ermetico fino a 3 giorni.

VALORI NUTRIZIONALI:

Carboidrati netti 3,7 g

Proteine 25,6 g

Grasso 54,7 g

Calorie 627 kcal

Carboidrati totali 10,2 g

Fibra 6,5 g

Zuccheri 1,8 g

Grasso saturo 23,2 g

Sodio 638 mg

Magnesio 130 mg

Potassio 397 mg

MANZO ALLA BORGOGNONA IN PENTOLA ISTANTANEA

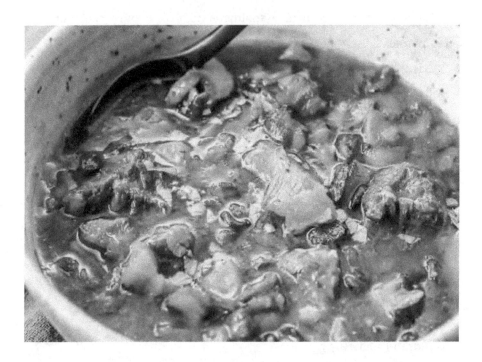

Questa è una ricetta da fare in una pentola istantanea, con manzo cotto nel vino rosso con funghi, cipolle e carote.

PORZIONI: 6

INGREDIENTI:

900 grammi di arrosto di manzo tagliato a cubetti da 2,50 centimetri

5 strisce di pancetta tagliata a dadini

1 cipolla piccola tritata

290 grammi di funghi cremini in quarti

2 carote tritate

5 spicchi d'aglio tritati

3 foglie di alloro

¾ di tazza di vino rosso secco

¾ di cucchiaino di gomma xantana (o amido di mais)

1 cucchiaio di concentrato di pomodoro

1 cucchiaino di timo secco

Sale e pepe a piacere

DIREZIONI:

01. Condire generosamente i pezzi di manzo con sale e pepe e mettere da parte. Selezionare la modalità di cottura a fuoco medio sulla pentola istantanea. Quando il display indica a caldo, aggiungere la pancetta tagliata a dadini e cuocere per circa 5 minuti fino a quando non diventa croccante, mescolando spesso. Trasferire la pancetta su un piatto foderato di carta assorbente.

02. Aggiungere il manzo nella pentola e cuocere per qualche minuto per rosolare, poi girare e ripetere per l'altro lato. Trasferire su un piatto quando è pronto.

03. Aggiungere le cipolle e l'aglio. Cuocere per qualche minuto per ammorbidire, mescolando spesso. Aggiungere il vino rosso e il concentrato di pomodoro, usando un cucchiaio di legno per raschiare brevemente i pezzi marroni saporiti attaccati al fondo della pentola. Mescolare per controllare che il concentrato di pomodoro sia sciolto. Spegnere la modalità di cottura.

04. Trasferire il manzo di nuovo nella pentola. Aggiungere i funghi, le carote e il timo, mescolando insieme. Aggiungere le foglie di alloro. Fissare e sigillare il coperchio. Cuocere ad alta pressione per 40 minuti, seguito da un rilascio manuale della pressione.

05. Scoprire e selezionare la modalità salute. Rimuovere le foglie di alloro.

Cospargere uniformemente la gomma xantana sulla pentola e mescolare. Lasciare bollire lo stufato per un minuto per addensarlo mentre si mescola. Spegnere la modalità salute. Servire in ciotole e coprire con pancetta croccante.

VALORI NUTRIZIONALI:

Calorie 673 kcal

Calorie da grassi 288 kcal

 Grasso totale 32 g

Grasso saturo 11 g

FUNGHI RIPIENI DI GRANCHIO

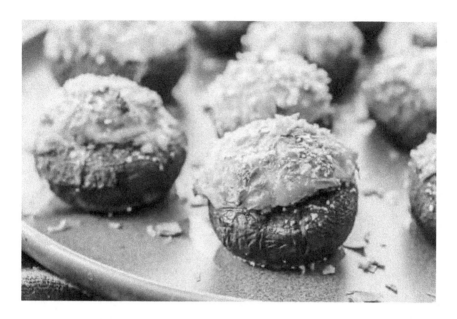

Una ricetta facile per i funghi ripieni di granchio con crema di formaggio.

PORZIONI: 4

INGREDIENTI:

20-25 funghi Cremini

2 cucchiai di parmigiano grattugiato finemente

1 cucchiaio di prezzemolo fresco tritato sale

Farcitura:

113 grammi di formaggio cremoso ammorbidito a temperatura ambiente

113 grammi di polpa di granchio tritata finemente

5 spicchi d'aglio tritati

1 cucchiaino di origano secco

½ cucchiaino di paprika

½ cucchiaino di pepe nero

¼ di cucchiaino di sale

DIREZIONI:

01. Preriscaldare il forno a 200°C. Preparare una teglia rivestita di carta da forno.

02. Staccare i gambi dai funghi e mettere i cappelli sulla teglia da forno a 2,5 centimetri di distanza l'uno dall'altro. Salare i cappelli dei funghi.

03. In una grande ciotola, unire tutti gli ingredienti del ripieno e mescolare fino a quando il formaggio cremoso è ben amalgamato senza grumi. Riempire i cappelli dei funghi con il composto e cospargere uniformemente il parmigiano sopra.

04. Infornare a 200°C fino a quando i funghi sono molto teneri e il ripieno è ben rosolato in cima, circa 30 minuti. Ricoprire con prezzemolo e servire mentre è caldo.

VALORI NUTRIZIONALI:

Calorie 160 kcal

Grasso totale 11 g

Zuccheri 0 g

Grasso saturo 7 g

Proteine 9 g

Grasso trans 0 g

Colesterolo 58 mg

Sodio 390 mg

Potassio 300 mg

Carboidrati totali 5,5 g

Fibra alimentare 0,5 g

CASSERUOLA DI CHEESEBURGER AL BACON

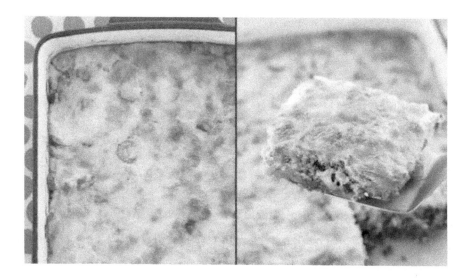

PORZIONI: 6

INGREDIENTI:

Strato di manzo:

1 cipolla tagliata in quarti e affettata

1 spicchio d'aglio schiacciato

750 g di carne di manzo macinata

60 g di formaggio cremoso intero

3 fette di pancetta a dadini

Sale/pepe a piacere

Salsa al formaggio Cheddar:

3 uova - medie

125 ml di panna pesante

100 g di formaggio Cheddar sminuzzato o grattugiato

2 cucchiai di senape

2 cetriolini piccoli tagliati a fette

Sale/pepe a piacere

50 g di formaggio Cheddar sminuzzato o grattugiato da spargere sopra

DIREZIONI:

Strato di manzo:

01. Friggere i pezzi di pancetta fino a quando sono cotti, poi toglierli e metterli da parte.

02. Soffriggere la cipolla, l'aglio e il manzo fino a completa cottura.

03. Aggiungere sale e pepe a piacere, mescolare la crema di formaggio.

04. Versare lo strato di manzo nella teglia. Cospargere i pezzi di pancetta.

Salsa al formaggio Cheddar:

01. Mescolate insieme le uova, la panna pesante, il formaggio grattugiato, la senape, il sale e il pepe. Versare la salsa di formaggio sul manzo e sulla pancetta.

02. Disporre le fette di cetriolini su tutta la superficie, poi coprire con il formaggio rimanente.

03. Infornare a 180°C per 15 minuti fino a quando il formaggio è dorato e croccante. Servire con insalata e maionese.

VALORI NUTRIZIONALI:

Calorie 613 kcal   Proteine 33 g

Calorie da grassi 459 kcal

Grasso totale 51 g

Carboidrati totali 3 g

Zuccheri 1 g

GELATO AL COCCO E AVOCADO

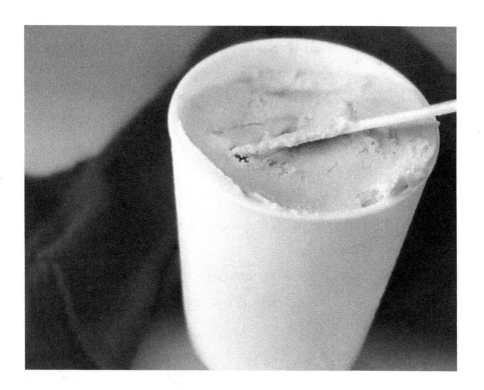

INGREDIENTI:

1 avocado medio

1 lattina di latte di cocco

½ tazza di panna pesante

¾ di tazza di allulosio

1 lime medio

1 tazza di scaglie di cocco

DIREZIONI:

01. Tagliare l'avocado nel senso della lunghezza e rimuovere il nocciolo. Mettere l'avocado in un frullatore.

02. Aggiungere il latte di cocco, la panna pesante e il dolcificante nel frullatore con l'avocado. Frullare gli ingredienti fino a renderli lisci.

03. Aggiungere il succo e la scorza di lime al frullatore. Frullare nuovamente gli ingredienti per un minuto. Mettere per almeno un'ora.

04. Preriscaldare la padella. Mettere le scaglie di cocco e tostare fino a quando non sono leggermente marroni intorno ai bordi. Togliere la padella dal fuoco. Mettere da parte.

05. Trasferire la base fredda dell'avocado nella gelatiera e sfornare secondo le indicazioni del produttore.

06. Coprire la base di gelato all'avocado e congelare.

07. Servire e cospargere con scaglie di cocco tostato a piacere.

VALORI NUTRIZIONALI:

Calorie 222.38 kcal

Grassi 21,09 g

Carboidrati netti 6,88 g

Proteine 2.07g

TORTA TAZZA MUG AL CIOCCOLATO KETO

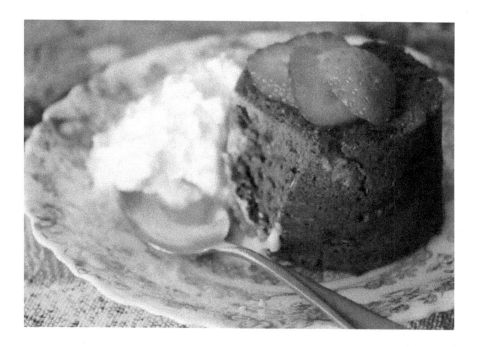

PORZIONI: 1

INGREDIENTI:

2 cucchiai di farina di cocco

2 cucchiai di polvere di cacao non zuccherata

¼ di cucchiaino di lievito in polvere

2 uova grandi

2 cucchiai di burro fuso

2 cucchiai di latte di mandorla non zuccherato

DIREZIONI:

01. In una ciotola mescolate insieme la farina di cocco, il cacao non zuccherato in polvere e il lievito.

02. Aggiungere le due uova grandi, il burro fuso e il latte di mandorla agli ingredienti secchi. Mescolare insieme.

03. Aggiungere l'impasto della torta in una tazza. Avrete bisogno di una tazza che contenga almeno 340 grammi.

04. Cuocere la tazza nel microonde per circa 2 minuti. Il tempo di cottura può variare dal tipo di microonde. Di solito è pronto quando il dolce inizia a gonfiarsi sopra la tazza.

05. Togliere la torta finita dalla tazza e tagliarla a metà per servire.

VALORI NUTRIZIONALI:

Calorie 219 kcal

Grassi 19.06 g

Carboidrati netti 2.95 g

Proteine 7.23 g

TAZZE DI UOVA E PANCETTA

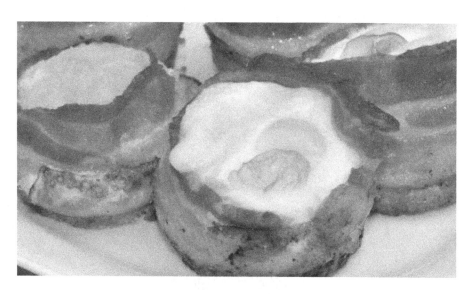

Per una Colazione perfetta piena di proteine.

PORZIONI: 12

INGREDIENTI:

12 uova

12 pezzi di pancetta senza nitrati

1 cucchiaio di erba cipollina tritata

sale e pepe a piacere

VALORI NUTRIZIONALI:

Calorie 67 kcal

Proteine 5 g

Grasso: 4 g

Grasso saturo 1 g

Colesterolo 164 mg

Sodio 69mg

Potassio 60mg

DIREZIONI:

01. Preriscaldare il forno a 200°C.

02. Cuocere la pancetta per circa 8-10 minuti. Togliere dalla padella quando è ancora malleabile, non croccante. Raffreddare su asciugamani di carta.

03. Ungete i vostri stampi per muffin.

04. Mettere un pezzo di pancetta in ogni buco, avvolgendolo intorno per allineare i lati. Rompere le uova in ogni buco. Aggiungere l'erba cipollina tritata. Salare e pepare a piacere.

05. Cuocere per circa 12-15 minuti o fino a quando la pancetta è croccante.

TORTA AL CIOCCOLATO KETO

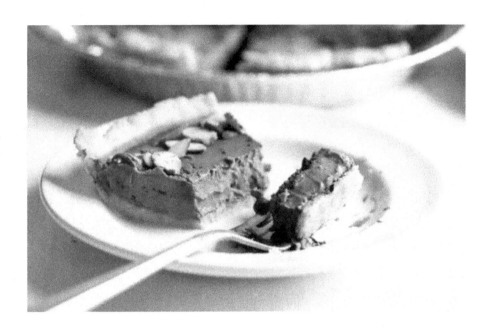

INGREDIENTI:

2 lattine di latte di cocco raffreddato (togliere il liquido)

½ tazza di burro di mandorle

1 cucchiaino di estratto di vaniglia

¼ di tazza di eritritolo granulato

113 grammi di cioccolato fondente a basso contenuto di carboidrati

1 tazza di farina di mandorle

2 cucchiai di farina di cocco

2 cucchiai di dolcificante granulato

1 cucchiaino di gomma xantana

½ cucchiaino di sale marino

2 cucchiai di burro chiarificato

1-2 cucchiai di acqua

2 cucchiai di mandorle a scaglie, per guarnire

DIREZIONI:

01. In una casseruola, scaldare la crema di cocco, il dolcificante, la vaniglia e il burro di mandorle fino a quando non sono completamente sciolti insieme.

02. Togliere dal fuoco e mescolare il cioccolato fino a quando la miscela è liscia e il cioccolato è sciolto.

03. Mettete in frigo il composto mentre preparate la crosta.

04. Frullare o setacciare le farine, il dolcificante, il sale e la gomma xantana.

05. Usando una forchetta, aggiungere il burro chiarificato fino a che il composto sia friabile e cominci ad assomigliare ad una pasta.

06. Aggiungere metà dell'acqua e impastare. Se è secco, aggiungere più acqua in modo che l'impasto sia appiccicoso al tatto.

07. Mettere in una tortiera e infornare a 180°C per 15 minuti o fino a quando i bordi non si scuriscono.

08. Una volta che la crosta è cotta, versare il ripieno di cioccolato nella tortiera e metterla nel congelatore per almeno 4 ore.

09. Affettare la torta e servirla fredda. Mettete in frigo gli eventuali avanzi!

VALORI NUTRIZIONALI:

Calorie 421 kcal

Grasso 41,31 g

Carboidrati netti 6.6 g

Proteine 8.7 g

BROWNIES AL FORMAGGIO SPALMABILE

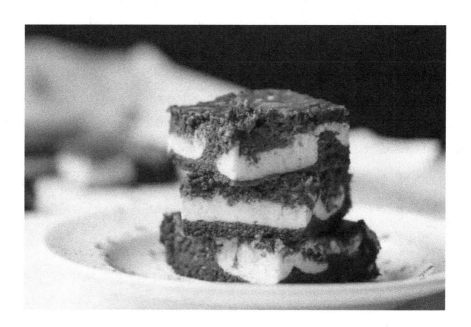

INGREDIENTI:

Per il ripieno:

227 grammi di formaggio cremoso

¼ di tazza di eritritolo granulato

1 uovo grande

Per il brownies:

85 grammi di cioccolato al latte a basso contenuto di carboidrati

5 cucchiai di burro

3 uova grandi

½ tazza di eritritolo granulato

¼ di tazza di cacao in polvere

½ tazza di farina di mandorle

DIREZIONI:

01. Riscaldare il forno a 180°C e foderare una teglia per brownies con pergamena. Preparare prima il ripieno della cheesecake sbattendo il formaggio cremoso ammorbidito, l'uovo per il ripieno e il dolcificante granulare. Mettere da parte.

02. Sciogliere il cioccolato e il burro a intervalli di 30 secondi nel microonde, mescolando frequentemente fino a quando è liscio. Lasciate raffreddare leggermente mentre preparate il brownies.

03. Sbattere le uova rimanenti e il dolcificante a medio fino a quando il composto è spumoso.

04. Setacciare il cacao in polvere e la farina di mandorle e continuare a battere fino a formare una pastella sottile.

05. Versare il cioccolato fuso e battere con il mixer a mano su basso per 10 secondi. La pastella si addenserà fino a raggiungere una consistenza simile a una mousse.

06. Versare ¾ della pastella nella teglia preparata, coprire con delle palline di formaggio cremoso, poi finire con la rimanente pastella di brownies.

07. Usando una spatola, lisciare la pastella sopra il ripieno di cheesecake in un modello a vortice.

08. Infornare per 25-30 minuti. Potrebbe oscillare leggermente, ma una volta tolto dal forno dovrebbe rassodarsi completamente. Raffreddare prima di affettare!

VALORI NUTRIZIONALI:

Calorie 143.94 kcal

Grasso 13,48 g

Carboidrati netti 1.9 g

Proteine 3.87 g

POLLO AL FORMAGGIO CON PANCETTA

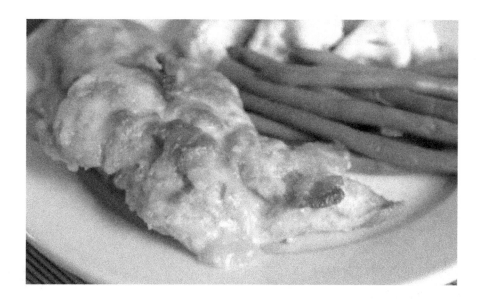

Con solo 5 ingredienti e una preparazione di 5 minuti, amerete questa ricetta in pochissimo tempo!

PORZIONI: 6

INGREDIENTI:

5-6 petti di pollo tagliati a metà nel senso della larghezza

2 cucchiai di condimento per barbecue

226 grammi di pancetta, tagliata a metà

113 grammi di cheddar tagliuzzato

Salsa barbecue senza zucchero, opzionale, per servire

DIREZIONI:

01. Preriscaldare il forno a 200°C. Spruzzare con spray da cucina una grande teglia con bordo.

02. Strofinare entrambi i lati dei petti di pollo con il condimento. Ricoprire ciascuno con un pezzo di pancetta. Infornare per 30 minuti sul ripiano superiore fino a quando il pollo è cotto e la pancetta sembra croccante.

03. Togliere il vassoio dal forno e cospargere il formaggio sulla pancetta. Rimettere in forno per circa 10 minuti fino a quando il formaggio è spumeggiante e dorato. Servire con salsa barbecue.

VALORI NUTRIZIONALI:

Calorie 345 kcal

Calorie da grassi 207 kcal

Grasso totale 23 g

Grasso saturo 9 g

Colesterolo 105 mg

Sodio 477 mg

Potassio 450 mg

Carboidrati totali 1 g

Proteine 29 g

SPIEDINI DI CAVOLETTI DI BRUXELLES E PANCETTA

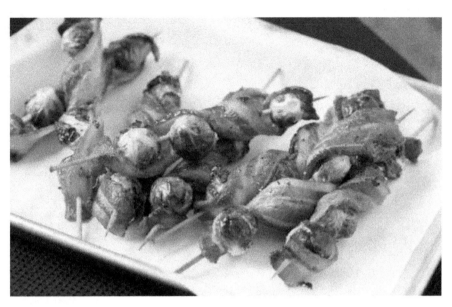

PORZIONI: 4

INGREDIENTI:

4 pezzi di pancetta tagliata spessa o 8 pezzi di pancetta sottile raddoppiati

14 grandi cavoletti di Bruxelles freschi tagliati a metà

DIREZIONI:

01. Infilare la pancetta e i cavoletti di Bruxelles sugli spiedini.

02. Infornare a 200°C per 35-50 minuti o fino a quando la pancetta è croccante e i cavoletti sono teneri.

VALORI NUTRIZIONALI:

Calorie 74 kcal

Grasso totale 4 g

 Grasso saturo 1 g

  Colesterolo 8 mg

  Zuccheri 1 g

  Sodio 152 mg

  Proteine 5 g

  Sodio 152 mg

  Carboidrati totali 6 g

ROTOLO DI MANDORLE KETO

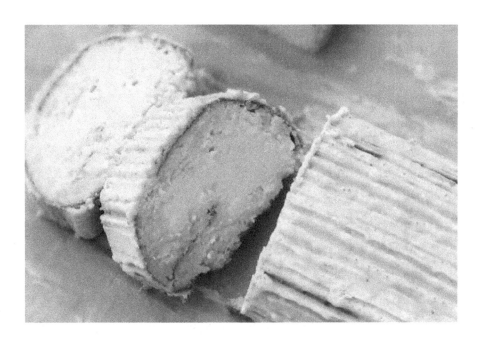

INGREDIENTI:

Per la torta:

125 g di albumi d'uovo

112 g di miscela di eritritolo/stevia in polvere, divisa

112 g di farina di mandorle

3 g di estratto di mandorle puro

VALORI NUTRIZIONALI:

Calorie 179,5 kcal

Grassi 16,24 g

Carboidrati netti 3,54 g

Proteine 4,76 g

Per il ripieno di zucca:

260 g di formaggio cremoso fresco ammorbidito

60 g di burro salato, ammorbidito

50 g di miscela eritritolo/stevia in polvere

1 cucchiaino di pasta di vaniglia pura

2 cucchiaini di spezie per zucca

170 g di purea di zucca

DIREZIONI:

Per la torta:

01. Preriscaldare il forno a 200°C.

02. In una terrina, aggiungere gli albumi e 56 g di dolcificante.

03. Usando un accessorio con la frusta, montare fino a raggiungere picchi mediamente rigidi, fermandolo quando la meringa mantiene la sua forma.

04. In una ciotola separata, combinare i 56 g di dolcificante rimanente, la farina di mandorle e gli aromi.

05. Sbattere per combinare fino ad ottenere un composto omogeneo.

06. In tre aggiunte, versare delicatamente il composto secco negli albumi. Usare la spatola di gomma più grande che avete, questo assicura un miscelamento meno frequente, mantenendo così intatta l'aria nello spumone di albume.

07. Distribuire uniformemente nella teglia rivestita di carta pergamena (o foglio di cottura) foderato.

08. Cuocere per 10-12 minuti. Capovolgere su una griglia rivestita di pergamena per raffreddare.

Per il ripieno di zucca:

01. In una ciotola media, sbattere il formaggio cremoso fino a che non diventa liscio.

02. Aggiungere il dolcificante. Continuare fino a che non sia soffice e leggero.

03. Aggiungere la pasta di vaniglia e la spezia per zucca. Sbattere fino a quando non è ben incorporato.

04. In due intervalli, aggiungere la purea di zucca, raschiando la ciotola tra

un'aggiunta e l'altra.

05. Aggiungere il burro e battere fino a quando il composto si riunisce. Il vostro ripieno dovrebbe essere liscio e leggero. Regolare la dolcezza con più stevia liquida, a piacere.

06. Mettere in frigo fino al momento dell'uso. Assicuratevi di frullare di nuovo (a mano va bene) fino a che non sia spumoso prima di usarlo.

Montaggio:

01. Distribuire uniformemente il ripieno sulla torta.

02. Arrotolare delicatamente la torta, usando la pergamena per sollevarla. Trovo che arrotolare la torta dal lato più corto produce un rotolo più spesso e meno crepe. Mettere in frigo fino al momento di servire.

GELATO AL LAMPONE

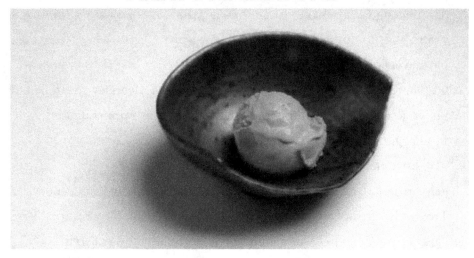

INGREDIENTI:

680 g di lamponi congelati

150 g di allulosio

50 g di formaggio bianco

225 g di panna pesante da montare

VALORI NUTRIZIONALI:

Calorie 73.16 kcal

Grassi 5,42 g

Carboidrati netti 4.04 g

Proteine 1.12 g

DIREZIONI:

01. Mettere i lamponi congelati in una ciotola. Lasciare scongelare a temperatura ambiente da 30 minuti a un'ora circa.

02. Nel frattempo, in una ciotola separata, mescolare per combinare il formaggio bianco e la panna pesante

03. Quando i lamponi si sono scongelati e ammorbiditi, metterli in un frullatore e ridurli in purea. Passare attraverso un colino a maglia fine e scartare i semi.

04. Aggiungere l'allulosio e mescolare fino a dissoluzione.

05. Versare la miscela di lamponi sulla miscela di crema. Mescolare fino ad

ottenere un composto omogeneo. Mettere in frigo per almeno 4 ore.

06. Usando una gelatiera, seguire le indicazioni del produttore.

CIAMBELLE AL CIOCCOLATO KETO

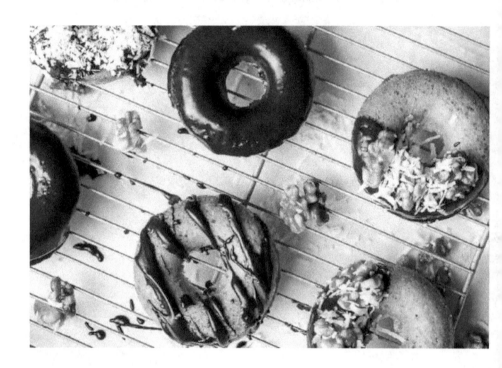

INGREDIENTI:

Ciambella:

· 2 cucchiai di burro ammorbidito

½ tazza di eritritolo

2 uova grandi

¼ di tazza di latte di mandorla non zuccherato

1 cucchiaino di vaniglia

1 tazza di farina di mandorle

1 cucchiaio di polvere di buccia di psyllium

1 cucchiaio di lievito in polvere

Rivestimento di cioccolato:

57 grammi di cioccolato non zuccherato

3 cucchiai di burro

2 cucchiai di eritritolo in polvere

Noci di mou:

⅓ tazza di noci crude

1 cucchiaio di eritritolo

½ cucchiaio di burro

Pizzico di sale marino

1 cucchiaio di cocco non zuccherato, guarnizione opzionale

DIREZIONI:

Ciambella:

01. Riscaldare il forno a 180°C e preparare una teglia a 6 pozzetti per ciambelle con spray da cucina antiaderente. Lavorare a crema il burro ammorbidito e lo zucchero insieme fino a quando il burro e lo zucchero si sono mescolati uniformemente.

02. Aggiungere due uova e battere con un mixer a mano o una frusta fino a quando le uova sono chiare e spumose.

03. Versare il latte e la vaniglia e battere di nuovo solo per assicurarsi che tutti gli ingredienti siano mescolati bene.

04. Usando un setaccio o un colino a rete, aggiungere la metà degli ingredienti secchi a quelli umidi e mescolare bene.

05. Terminare setacciando gli ingredienti secchi rimanenti e mescolare fino a formare una pastella.

06. Versare la pastella nella padella per ciambelle preparata e cuocere per 20 minuti o finché le ciambelle non cominciano a dorarsi.

Rivestimento di cioccolato:

01. Sciogliere il cioccolato non zuccherato e il burro in un piatto nel microonde. Mescolare con l'eritritolo in polvere e mettere da parte fino a quando le ciambelle sono pronte per l'immersione.

Noci di mou:

01. Scaldare le noci, il dolcificante e il burro in un piccolo piatto per microonde per 45 secondi alla volta, mescolando spesso finché le noci non cominciano a caramellare.

02. Distribuire le noci su carta da forno e cospargere di sale.

03. Immergere le ciambelle nel cioccolato liquido o colare sulla parte superiore.

04. Se volete, aggiungere su qualche ciambella, il cocco non zuccherato tagliuzzato. Conservare in un contenitore ermetico.

VALORI NUTRIZIONALI:

Calorie 340.83 kcal

Grasso 31,11 g

Carboidrati netti 4.81 g

Proteine 8.64 g

BUDINO KETO

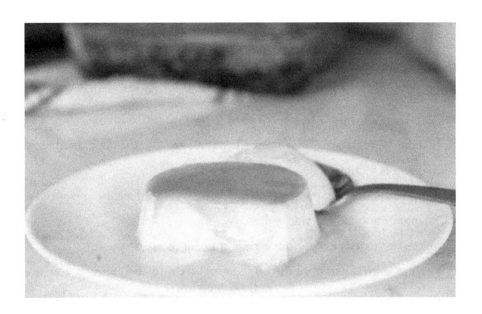

INGREDIENTI:

⅓ Coppa di eritritolo, per il caramello

⅛ Tazza di acqua

1 cucchiaio di burro

1 tazza di panna pesante da montare

2 uova grandi

2 tuorli d'uovo grandi

1 cucchiaio di vaniglia

¼ di tazza di eritritolo

DIREZIONI:

01. In una padella profonda, scaldare l'eritritolo per il caramello. Mescolare frequentemente.

02. Aggiungere l'acqua e il burro.

03. Mescolare di tanto in tanto fino a quando la salsa è diventata un marrone dorato.

04. Versare sul fondo. Mettere da parte e lasciarli raffreddare.

05. In una ciotola, mescolare insieme la panna pesante montata, l'eritritolo rimanente e la vaniglia.

06. In una ciotola separata, sbattete insieme le uova intere. Poi aggiungete i tuorli, sbattendo ancora una volta.

07. Mescolare lentamente le uova nella miscela di panna pesante.

08. Versare la crema in ogni pirottino, sopra il caramello.

09. Mettere i pirottini nel forno in una casseruola e riempirla oltre la metà con acqua calda. Cuocere a 180°C per 30 minuti. Togliere la casseruola dal forno ma lasciare i pirottini nell'acqua calda per altri 10 minuti.

10. Togliere i pirottini dall'acqua e lasciarli riposare per almeno 4 ore, o durante la notte, in frigorifero.

11. Quando siete pronti per mangiare, prendete un coltello e passatelo lentamente all'interno della crema per farla uscire dal pirottino.

12. Capovolgere il pirottino e muovere lentamente la crema sul piatto.

13. Buon divertimento!

VALORI NUTRIZIONALI:

Calorie 298 kcal

Grassi 31,5 g

Carboidrati netti 2,4 g

Proteine 4,5 g

SALSA DI SPINACI AL BACON

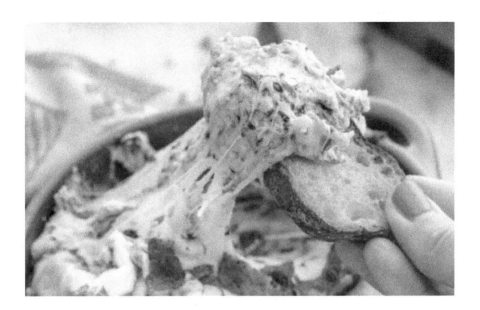

Ho mangiato la salsa di spinaci così tante volte nella mia vita, ma questa le batte tutte. È smielata, cremosa, agliacea e perfetta con verdure fresche o cracker.

PORZIONI: 8

INGREDIENTI:

340 grammi di pancetta cotta fino a diventare croccante e sbriciolata

113 grammi di formaggio cremoso

¼ di tazza di maionese

¼ di tazza di panna pesante acida

1 cucchiaino di aglio in polvere

½ tazza di parmigiano grattugiato

454 grammi di spinaci congelati, scongelati e scolati bene

175 grammi di mozzarella tagliuzzata

DIREZIONI:

01. Preriscaldare il forno a 150°C.

02. Cuocere la pancetta fino a renderla croccante, scolarla e sbriciolarla o tagliarla in piccoli pezzi.

03. In una grande ciotola mescolate il formaggio cremoso, la maionese, l'aglio in polvere e il parmigiano. Unire gli spinaci, metà della pancetta e metà della mozzarella.

04. Distribuire in una teglia profonda. Cospargere la mozzarella rimanente e la pancetta.

05. Infornare e scaldare fino a quando il formaggio è filante e spumeggiante. Circa 15 minuti.

NOTE: In alternativa, si può cuocere la salsa al microonde per circa 5 minuti. L'unico lato negativo del microonde è che il formaggio non diventa dorato in cima

VALORI NUTRIZIONALI:

Calorie 395 kcal

Calorie da grassi 315 kcal

Grasso totale 35 g

Grasso saturo 13 g

Colesterolo 72 mg

Sodio 648 mg

Potassio 338 mg

Carboidrati totali 4 g

Fibra alimentare 1 g

Zuccheri 1 g

Proteine 15 g

PETTI DI POLLO AL CHEDDAR

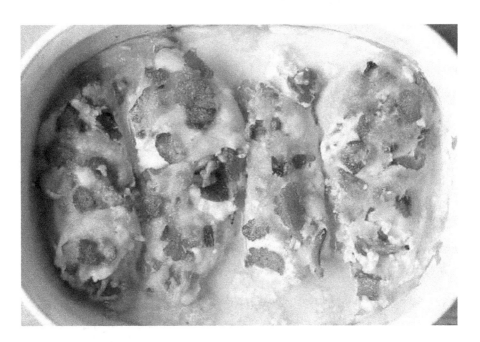

Cerchi delle ricette facili di pollo al forno? Vi piace il pollo e la crema di formaggio insieme? Allora questo pollo al bacon, formaggio cremoso e cheddar è un'ottima scelta! Super facile da fare! E si usano ingredienti semplici. Questo pollo al forno è a basso contenuto di carboidrati, alto contenuto di grassi, KETO amichevole, ricetta senza glutine.

PORZIONI: 4

INGREDIENTI:

1 cucchiaio di olio d'oliva

4 petti di pollo (usare 4 petti di pollo sottili, o usare 2 grandi petti di pollo, tagliati a metà, orizzontalmente)

Sale e pepe

170 grammi di formaggio cremoso, freddo, refrigerato e tagliato in 8 fette

8 strisce di pancetta, cotte, tritate

1 tazza di formaggio Cheddar, tagliuzzato

DIREZIONI:

01. Preriscaldare il forno a 200°C.

02. Ungere il fondo della casseruola con olio d'oliva. Ho usato la casseruola ovale misurata 33 x 23 centimetri x 10 centimetri di profondità.

03. Aggiungere i petti di pollo alla casseruola.

04. Cospargere i petti di pollo con sale e pepe.

05. Coprire con il formaggio cremoso. Il formaggio cremoso dovrebbe essere freddo, appena uscito dal frigo, tagliato in 8 fette sottili.

06. Coprire con pancetta cotta tritata (scolata dal grasso).

07. Coprire con formaggio Cheddar tagliuzzato.

08. Infornare, scoperto, per circa 20-30 minuti, finché il pollo non è cotto. Il tempo di cottura dipenderà dallo spessore dei vostri petti di pollo.

VALORI NUTRIZIONALI:

Calorie 602 kcal

Calorie da grassi 423 kcal

Grasso totale 47 g

Grasso saturo 21 g

Colesterolo 177 mg

Sodio 734 mg

Potassio 591 mg

Carboidrati totali 2 g

Zuccheri 1 g

Proteine 39 g

FORMAGGIO AL BACON KETO MAC 'N'

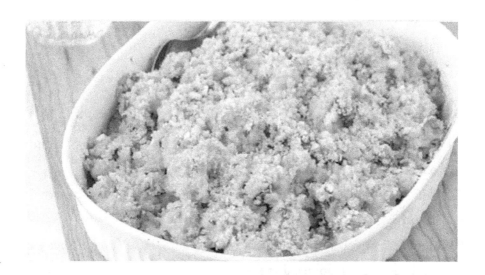

Questo è un pasto favoloso per chi segue una dieta a basso contenuto di carboidrati o per chiunque abbia solo voglia di un buon pasto per confortarsi.

INGREDIENTI:

Olio di cocco, per il piatto

1 grande testa di cavolfiore (circa 750 g), tagliata in pezzi da 1,25 cm

⅓ Coppa di prezzemolo fresco tritato finemente (22 g)

6 strisce di pancetta (circa 170 g), cotte fino a diventare croccanti, poi sbriciolate (conservare il grasso)

2 tazze di latte non caseario non zuccherato (475 ml)

2 cucchiai di gelatina non aromatizzata

1 cucchiaio di succo di limone fresco

1 cucchiaino di cipolla in polvere

1 cucchiaino di sale marino grigio finemente macinato

¼ di cucchiaino di aglio in polvere

⅓ di lievito (22 g)

2 uova grandi, sbattute

2 cucchiai di senape gialla

60 g di cotenne di maiale macinate

DIREZIONI:

01. Preriscaldare il forno a 180°C e ungere una casseruola poco profonda con olio di cocco. Mettere da parte.

02. Mettere il cavolfiore, il prezzemolo e la pancetta in una grande ciotola e mescolare.

03. Mettere il grasso di pancetta riservato, il latte, la gelatina, il succo di limone, la polvere di cipolla, il sale e l'aglio in polvere in una casseruola di medie dimensioni e portare ad ebollizione a fuoco medio, mescolando di tanto in tanto. Una volta in ebollizione, continuare a bollire per 5 minuti.

04. Sbattere il lievito alimentare, le uova e la senape e cuocere delicatamente per 3 minuti, mescolando costantemente.

05. Togliere la casseruola dal fuoco e versare la salsa di "formaggio" sul composto di cavolfiore. (Se avete cotto troppo la salsa o non l'avete mescolata abbastanza bene, potreste ritrovarvi con piccoli pezzi di uovo cotto; per una salsa ultra liscia, versate la salsa attraverso un colino a maglia fine). Mescolate con una spatola fino a quando tutti i pezzi di cavolfiore sono ricoperti dalla salsa al formaggio.

06. Trasferire il cavolfiore rivestito nella casseruola preparata e lisciarlo con il dorso di una spatola. Cospargere la cotenna in modo uniforme. Cuocere per 40-45 minuti, fino a quando il cavolfiore è tenero alla forchetta, controllando con un coltello affilato sul bordo della casseruola.

07. Lasciare riposare per 15 minuti prima di servire.

08. CONSERVAZIONE: Conservare in un contenitore ermetico in frigorifero per un massimo di 3 giorni.

09. RISCALDARE: Passare al microonde fino a raggiungere la temperatura desiderata. Oppure mettere in una casseruola coperta e riscaldare in un forno preriscaldato a 150°C per 10-15 minuti, fino a quando non si scalda. Oppure riscaldare in una padella, coperta, a fuoco medio-basso.

10. PREPARARE IN ANTICIPO: Preparare la salsa al formaggio fino a 2 giorni prima. Portarla ad un leggero bollore prima di continuare con il punto 5.

11. SERVITELO CON: Aggiungete una o due cucchiaiate di maionese.

VALORI NUTRIZIONALI:

Calorie 440 kcal

Calorie da grassi 244 kcal

Grasso totale 27 g

Grasso saturo 8,8 g

Colesterolo 128 mg

Sodio 973 mg

Carboidrati 14,6 g

Fibra alimentare 6,6 g

Carboidrati netti 8 g

Zuccheri 4,8 g

Proteine 34,6 g

TORTA AL CIOCCOLATO KETO

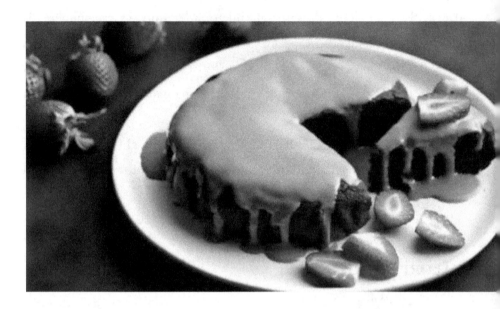

PORZIONI: 8

INGREDIENTI:

Torta al cioccolato:

½ tazza di farina di cocco

5 uova separate

½ tazza di olio di cocco o burro chiarificato alimentato ad erba, sciolto

½ tazza di crema di cocco

2 cucchiaini di estratto di vaniglia o 1 cucchiaino di vaniglia in polvere

4 cucchiai di dolcificante granulato (o più a piacere), come xilitolo di betulla, eritritolo non OGM

½ tazza di cacao in polvere

Pizzico di sale

Ulteriore burro chiarificato alimentato ad erba o olio di cocco

Glassa al cioccolato:

1 tazza di crema di cocco

1 cucchiaio di burro chiarificato o olio di cocco

1 cucchiaino di estratto di vaniglia

1 cucchiaio di cacao in polvere

1 cucchiaio di eritritolo, xilitolo, o circa 10 gocce di stevia liquida

Pizzico di sale

DIREZIONI:

01. Preriscaldare il forno a 180°C. Ungere una tortiera di metallo da 20 centimetri con burro chiarificato o olio di cocco.

02. Sbattere i bianchi d'uovo fino ad ottenere una consistenza spumosa.

03. In una ciotola separata, mescolare tutti i restanti ingredienti della torta al cioccolato. Poi miscelare lentamente gli albumi nella pastella.

04. Versare la pastella nella tortiera. Cuocere per 25 minuti, o fino a quando un coltello inserito nel centro della torta esce pulito.

05. Mentre la torta al cioccolato si raffredda, preparare la glassa. In una casseruola a fuoco basso, aggiungere tutti gli ingredienti della glassa e sbattere continuamente per miscelare.

06. Versare la glassa al cioccolato in un barattolo di vetro e colare sulla torta. Servire la torta al cioccolato keto calda, o conservare coperta sul bancone o in frigorifero (la glassa si indurisce).

VALORI NUTRIZIONALI:

Calorie 321 kcal

Grasso totale 30 g

Sodio 65 mg

Carboidrati totali 22,4 g

Fibra alimentare 5,5 g

Zuccheri totali 1,9 g

Zucchero-alcoli 12 g

Carboidrati netti 4.9 g

Ferro 2 mg

Calcio 27 mg

Proteine 6,5 g

Potassio 158 mg

Colesterolo 106 mg

Vitamina D 10 mg

TORTA KETO CON GLASSA DI AVOCADO AL CIOCCOLATO

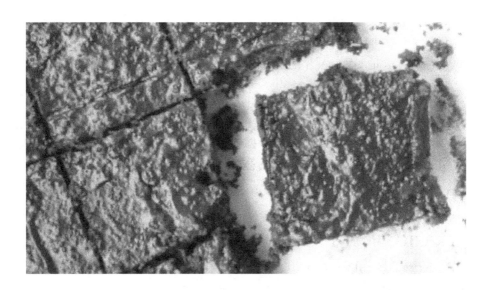

PORZIONI: 12

INGREDIENTI:

Torta in fogli:

½ tazza di olio di cocco sciolto

½ tazza di caffè preparato a freddo

3 cucchiai di cacao in polvere

½ cucchiaino di cannella

1 tazza di farina di mandorle

½ tazza di farina di cocco

1 cucchiaino di bicarbonato di sodio

¼ di tazza di estratto liquido di frutto del monaco

1 cucchiaino di estratto di vaniglia

½ tazza di latte di mandorla + 1 cucchiaio e mezzo di aceto di sidro di mele

2 uova

Glassa di avocado al cioccolato:

½ avocado grande (circa 3 cucchiai)

2 cucchiai di cacao in polvere

1 cucchiaio di olio di cocco

¼ di tazza di latte di cocco lite non zuccherato (o diluire 1/8 di tazza di latte di cocco intero con 1/8 di tazza di acqua)

2 cucchiai di estratto liquido di frutto del monaco

DIREZIONI:

01. Preriscaldare il forno a 200°C.

02. In una piccola ciotola, combinare l'olio di cocco, il caffè freddo, il cacao in polvere e la cannella.

03. In una grande ciotola, combinare la farina di mandorle, la farina di cocco, il bicarbonato e l'estratto di frutta del monaco.

04. Nella ciotola piccola, sbattere insieme il latte di mandorla + aceto di sidro di mele, le uova e l'estratto di vaniglia, poi aggiungere al composto nella ciotola grande.

05. Mescolare il tutto fino a quando non è completamente combinato. Si può usare un mixer elettrico, ma funziona altrettanto bene mescolando a mano.

06. Aggiungere la pastella in una teglia da 23 x 33 centimetri e cuocere per 20 minuti.

07. Una volta cotta, togliere dal forno e lasciare raffreddare mentre si fa la glassa.

08. Unire tutti gli ingredienti della glassa e mescolare con un mixer, un frullatore o a mano fino a quando non è completamente liscia.

09. Una volta che la torta è completamente raffreddata, spalmare la glassa, poi tagliare a fette.

VALORI NUTRIZIONALI:

Calorie 208 kcal

Proteine 4 g

Carboidrati 8 g

Fibra 4 g

Carboidrati netti 4 g

Zucchero <1 g

Grasso 18 g

Grassi saturi 10 g

Grassi insaturi 8 g.

Ferro 9g

Calcio 7 g

Potassio 98 g

Colesterolo 31 g

CUPCAKE AL CIOCCOLATO E COCCO SENZA GLUTINE

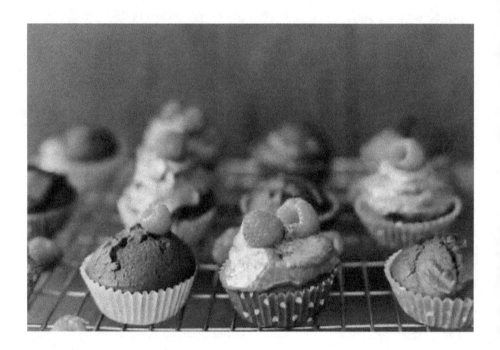

PORZIONI: 20 CUPCAKES

INGREDIENTI:

Cupcakes:

1 tazza di farina di cocco setacciata

250g di burro chiarificato

Pizzico di sale

7 uova grandi o 8 uova medio-piccole

½ tazza di burro di cacao

½ tazza di cacao in polvere

½ cucchiaino di bicarbonato di sodio

½ cucchiaino di lievito in polvere paleo

1 cucchiaino di aceto di sidro di mele

2 cucchiaini di vaniglia in polvere

2 cucchiaini di cannella

1 tazza di dolcificante xilitolo a scelta

Glassa:

¼ di tazza di burro di cacao

¼ di cacao in polvere

Pizzico di sale

2-3 cucchiai di olio di cocco

⅓ tazza di crema di cocco dolcificato a scelta

Guarnire: Bacche fresche

DIREZIONI:

01.   Preriscaldare il forno a 170°C. Foderare con carta forno due teglie per muffin da 10 pirottini l'una

02. Aggiungere il cacao in polvere e il burro in una piccola casseruola e riscaldare a fuoco medio-basso fino a quando non si è completamente sciolto e incorporato.

03. Aggiungere tutti gli ingredienti in un robot da cucina e frullare fino a renderli lisci e cremosi.

04. Assaggiate la miscela e regolatevi se necessario, aggiungendo un tocco di dolcificante extra a vostra scelta, cannella, vaniglia o un po' più di sale per migliorare il sapore del cioccolato.

05. Cucinare il composto nelle teglie per muffin preparate in modo uniforme.

06. Mettere in forno e cuocere per circa 20 minuti.

07. Mentre i cupcake cuociono, aggiungete tutti gli ingredienti della glassa in una piccola casseruola e fateli sciogliere a fuoco medio-basso fino a quando sono completamente combinati.

08. Assaggiare la miscela di glassa e regolare la dolcezza se necessario. Versare in una ciotola, poi mettere in frigo a solidificare.

09. Quando i muffin sono dorati e cotti, toglierli dal forno e lasciarli raffreddare.

10. Togliere la glassa raffreddata dal frigorifero. Come passo opzionale, prelevare la glassa e mescolare nuovamente per creare una glassa più leggera e soffice. Distribuire sulle cime dei muffin raffreddati e guarnire con le bacche.

11. Conservare in frigorifero.

VALORI NUTRIZIONALI:

Calorie 183 kcal

Grasso totale 21,6 g

Grasso saturo 11 g

Colesterolo 92 mg

Sodio 73,5 mg

Carboidrati totali 5.7g

Fibra alimentare 3,8 g

Zuccheri 1,4 g

Proteine 4 g

TORTA RIPIENA DI LAMPONI KETO

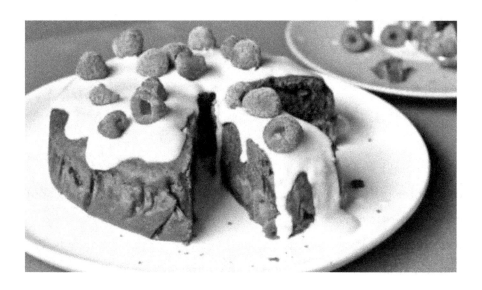

PORZIONI: 8

INGREDIENTI:

Torta:

140 grammi di burro di cacao sciolto

57 grammi di burro chiarificato alimentato ad erba

½ tazza di crema di cocco

1 tazza di farina di banane verdi

3 cucchiai di estratto di vaniglia puro o 2 cucchiaini di vaniglia in polvere

4 uova

½ tazza di dolcificante granulato di vostra scelta

1 cucchiaino di lievito in polvere

2 cucchiai di aceto di sidro di mele

2 tazze di lamponi

Salsa di cioccolato bianco:

85 grammi di burro di cacao

½ tazza di panna pesante

2 cucchiaini di puro estratto di vaniglia

Pizzico di sale

DIREZIONI:

Per la torta:

01. Preriscaldare il forno a 180 gradi.

02. Unire tutti gli ingredienti secchi fino a quando non sono completamente mescolati.

03. Lasciando i lamponi da parte, aggiungere tutti i restanti ingredienti e mescolare fino a quando non sono ben combinati.

04. Foderare una piccola tortiera da 20 centimetri con carta da forno e versarvi la miscela per torte.

05. Spargere i lamponi sopra la parte superiore della miscela di torta. Mentre la torta cuoce, affonderanno verso il fondo della torta.

06. Mettete nel vostro forno e cuocete per 1 ora, o fino a quando non si sarà rassodato.

07. Mentre cuoce, preparate la salsa.

Per la salsa:

01. Unire tutti gli ingredienti in una casseruola a fuoco basso.

02. Mescolare bene tutti gli ingredienti con una forchetta per assicurarsi che il burro di cacao si combini con la panna pesante .

03. Togliere dal fuoco e mettere da parte per raffreddare a temperatura ambiente. Se è troppo freddo, si indurisce, e se è troppo caldo, sarà leggermente liquido.

04. Versare su ogni singolo pezzo di torta quando si serve, o versare sopra la parte superiore dell'intera torta.

05. Spargere la torta con lamponi extra e servire.

VALORI NUTRIZIONALI:

Calcio 25 mg

Ferro 1mg

Calorie 323 kcal

Grasso totale 31,5 g

Sodio 55mg

Carboidrati 9,8 g

Fibra dietetica 3.2g

Carboidrati netti 6,6 g

Zuccheri totali 4,8 g

Proteine 4 g

Colesterolo 82 mg

Potassio 223 mg

Vitamina D 8 mg

BUDINO DI BANANA A BASSO CONTENUTO DI CARBOIDRATI

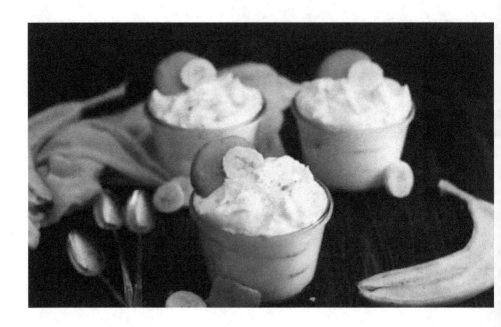

PORZIONI: 6

INGREDIENTI:

Cialda alla vaniglia:

¾ di tazza di farina di mandorle

⅓ tazza di miscela di stevia eritritolo granulare

1/8 di cucchiaino di bicarbonato di sodio

1/8 di cucchiaino di sale

4 cucchiai di latte di mandorla

1 uovo, separato

2 cucchiaini di estratto di vaniglia

Budino alla banana:

⅓ tazza granulato di stevia eritritolo più miscela, separati 3 cucchiai

1 cucchiaino di gomma xantana

Pizzico di sale

3 tuorli d'uovo

1 cucchiaino di estratto di vaniglia

¼ di cucchiaino di aroma naturale di banana (opzionale)

1 ½ tazza di panna pesante biologica

¼ di banana, tagliata sottile

DIREZIONI:

Cialda alla vaniglia:

01. Preriscaldare il forno a 190°C. Allineare 2 fogli per biscotti in carta pergamena.

02. In una ciotola media, combinare la farina di mandorle, il bicarbonato di sodio dolcificante e il sale. Aggiungere gradualmente 4 cucchiai di latte, mescolando tra ogni aggiunta.

03. Frullare il tuorlo d'uovo e l'estratto di vaniglia fino a che non sono lisci.

04. Mettere l'albume in una piccola ciotola. Usando un mixer a mano, battere l'albume fino a quando non si formano delle punte rigide.

05. Inserire delicatamente metà dell'albume montato nella miscela di farina di mandorle per alleggerire, poi inserire il resto dell'albume facendo attenzione a non rompere la sofficità.

06. Trasferire la pastella in una sac a poche con una piccola punta circolare e fare dei mucchietti sulla carta pergamena da forno.

07. Mettere in forno e cuocere per 15-17 minuti o fino a doratura.

08. A cottura ultimata, togliere dal forno. Lasciare raffreddare circa 5 minuti poi trasferire su una griglia di raffreddamento con una spatola e

lasciare raffreddare a temperatura ambiente.

budino di banana:

01. In una casseruola media, sbattere insieme il dolcificante, la gomma xantana e il sale. Aggiungere i tuorli e mescolare fino a combinare.

02. Aggiungere gradualmente 1 ½ tazza di panna pesante, mescolando fino a che diventa liscio tra ogni aggiunta. La miscela dovrebbe iniziare ad addensarsi.

03. Mettere la casseruola su fuoco medio basso, mescolando costantemente. Riscaldare per 3-4 minuti o fino a quando la miscela inizia a bollire.

04. Togliere il budino dal fuoco e lasciarlo raffreddare a temperatura ambiente, aggiungere 1 cucchiaino di estratto di vaniglia e l'aroma di banana, se si usa.

05. In una ciotola media, battere1 tazza di panna pesante con un frullatore elettrico fino a formare picchi rigidi. Aggiungere 3 cucchiai di dolcificante e ½ cucchiaino di vaniglia e battere solo fino a quando non si è combinata.

06. Aggiungere la panna pesante montata al budino raffreddato, mescolando per combinare.

Per servire:

01. Strato di budino, fette di banana e cialde come si desidera

VALORI NUTRIZIONALI:

Calorie 335 kcal

Grasso 30,2 g

Carboidrati 5,5 g

Fibra 2 g

Proteine 5,5 g

Carboidrati netti 3.5 g

GHIACCIOLI AL LIMONE E LAMPONE

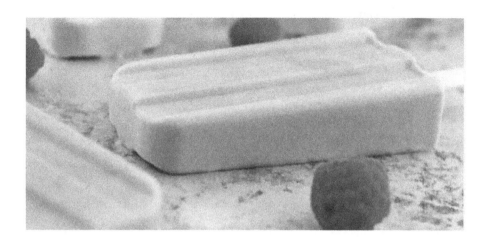

INGREDIENTI:

100 g di succo di lamponi

½ limone

¼ di tazza di olio di cocco

1 tazza di latte di cocco

¼ di tazza di panna pesante acida

¼ di tazza di panna pesante

½ cucchiaino di gomma di guar

20 gocce di stevia liquida

VALORI NUTRIZIONALI:

Calorie 151 kcal

Grassi 16 g

Carboidrati netti 2 g

Proteine 0,5 g

DIREZIONI:

01. Aggiungere tutti gli ingredienti in un contenitore e usare un frullatore a immersione per frullare il tutto.

02. Continuare a frullare fino a quando i lamponi sono completamente mescolati con il resto degli ingredienti.

03. Filtrare la miscela, assicurandosi di scartare tutti i semi di lampone.

04. Versare il composto negli stampi. Mettere i ghiaccioli nel congelatore per un minimo di 2 ore.

05. Passare lo stampo sotto l'acqua calda per sciogliere i ghiaccioli.

06. Servite e mangiate quando volete!

BISCOTTI KETO SPEZIATI SENZA GLUTINE

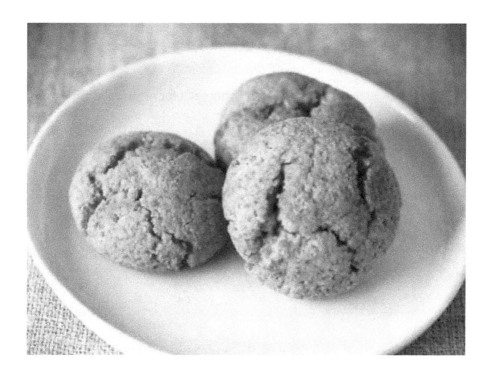

PORZIONI: 18

INGREDIENTI:

  4 cucchiai di burro ammorbidito o olio di cocco

  2 cucchiai di sciroppo d'agave

1 uovo

2 cucchiai di acqua

  2,5 tazza di farina di mandorle

  ½ tazza di zucchero

2 cucchiaini di zenzero macinato

1 cucchiaino di cannella macinata

½ cucchiaino di noce moscata macinata

1 cucchiaino di bicarbonato ¼ di cucchiaino di sale

DIREZIONI:

01. Preriscaldare il forno a 180°C.

02. Foderare una teglia per biscotti con carta pergamena e mettere da parte.

03. Con un frullatore a mano, lavorate a crema il burro, lo sciroppo di agave, l'uovo e l'acqua.

04. A questa miscela, aggiungere tutti gli ingredienti secchi e mescolare bene a bassa velocità.

05. Fare delle palline da 10g e disporre su una teglia con carta da forno lasciando un po' di spazio tra di loro.

06. Cuocere per 12-15 minuti fino a quando le cime sono leggermente dorate.

07. Una volta raffreddato, conservare in un contenitore ermetico.

VALORI NUTRIZIONALI:

Calorie 122 kcal

Grasso 10 g

Grasso saturo 2 g

Carboidrati 5 g

Fibra 1 g

Zucchero 2 g

Proteine 3 g

BISCOTTI CON GOCCE DI CIOCCOLATO KETO

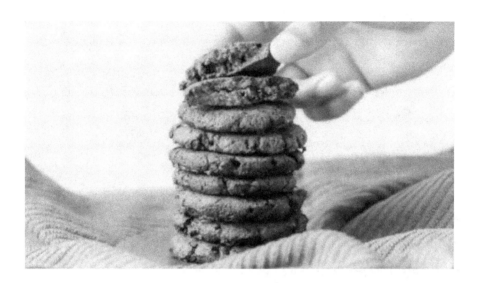

PORZIONI: 10

INGREDIENTI:

2 tazze di farina di mandorle biologiche sbollentate

¼ di tazza di burro alimentato ad erba o burro chiarificato, sciolto

2 cucchiai di collagene in polvere

¼ di tazza di cacao in polvere

½ di tazza di stevia (o dolcificante a scelta)

1 cucchiaino di vaniglia

1 uovo

½ cucchiaino di lievito in polvere paleo

1 cucchiaino di aceto di sidro di mele

2 cucchiaini di cannella (opzionale)

Un pizzico di sale

⅓ tazza di cioccolato fondente di alta qualità, tritato

DIREZIONI:

01. Preriscaldare il forno a 180°C. Ungere e foderare una teglia con carta da forno.

02. Aggiungere tutti gli ingredienti in un robot da cucina, tranne le gocce di cioccolato e il collagene, e frullare per combinare uniformemente.

03. Assaggiare l'impasto e regolare la dolcezza se necessario.

04. Aggiungere il collagene e frullare delicatamente.

05. Infine, aggiungete i pezzetti di cioccolato e date una leggera mescolata per combinare i pezzetti nell'impasto dei biscotti.

06. Iniziare a rotolare il composto in palline e metterle sulla teglia foderata.

07. Premete le palline come volete, non saliranno molto, quindi se vi piacciono più morbide e gommose tenetele abbastanza piene. Tuttavia, se vi piace un biscotto più croccante, premeteli piatti in biscotti anche ben formati.

08. Mettere i biscotti nel forno e cuocere per 10-12 minuti, o fino a doratura.

09. Togliere dal forno quando sono pronti e mettere i biscotti su una griglia di raffreddamento.

10. Da gustare con una tazza calda di caffè.

11. Conservare gli avanzi in un contenitore ermetico quando sono completamente raffreddati.

VALORI NUTRIZIONALI:

Calorie 287 kcal

Grasso totale 16,5 g

Sodio 154 mg

Carboidrati 6,5 g

Fibra alimentare 4 g

Zuccheri totali 0,8 g

Proteine 6,5 g

Potassio 280 mg

Magnesio 333 mg

PEPERONI JALAPENO AVVOLTI NEL BACON

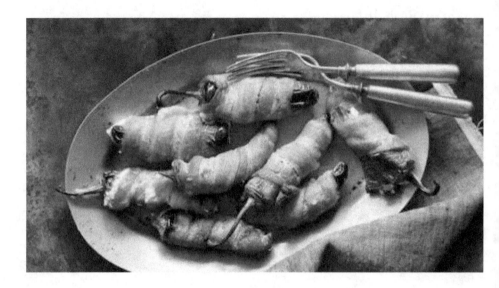

Cheddar e formaggio cremoso vengono inseriti nei jalapenos e poi avvolti nella pancetta e infornati fino a quando il formaggio è filante e la pancetta è croccante!

PORZIONI: 8

INGREDIENTI:

8 peperoni jalapenos grandi

85 g di cheddar giallo affilato, tagliuzzato

85 g di formaggio cremoso intero

8 fette di pancetta

Olio di avocado spray

DIREZIONI:

01. Preriscaldare il forno a 200°C.

02. Tagliare una fessura sottile lungo la lunghezza di ogni peperone e rimuovere con cura le costole interne e i semi, cercando di mantenere il peperone il più intatto possibile.

03. Usare una forchetta per schiacciare insieme il cheddar e il formaggio cremoso in una piccola ciotola.

04. Inserire il composto di formaggio in ogni peperone, chiudendolo il più possibile.

05. Avvolgere una fetta di pancetta intorno all'esterno di ogni peperone, fissandola con uno stuzzicadenti se necessario.

06. Spruzzare leggermente ogni peperone con olio di avocado.

07. Disporre i peperoni su una grande teglia da forno e cuocere fino a quando la pancetta è croccante, circa 20 minuti. Si possono cuocere i peperoni per un paio di minuti alla fine, se si vuole farli dorare di più.

08. Servire.

VALORI NUTRIZIONALI:

Calorie 131 kcal

Grasso 10,2 g

Potassio 174 g

Carboidrati netti 2,7 g

Carboidrati 4 g

Sodio 239 g

Fibra 1,3 g

Proteine 6,2 g

RICETTA UOVA ALLA DIAVOLA KETO CON AVOCADO E PANCETTA

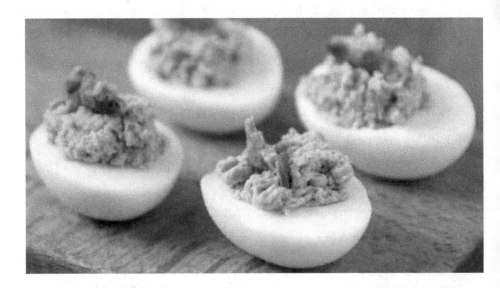

Le uova alla diavola messicane è una ricetta deliziosa e semplice! Queste uova alla diavola naturalmente keto con avocado e pancetta sono facili da fare, con ingredienti comuni.

PORZIONI: 6

INGREDIENTI:

6 uova grandi

2 cucchiai di avocado

2 cucchiai di maionese

1 cucchiaino di succo di lime

¾ di cucchiaino di condimento per Taco (usare il condimento salato; aggiungere ¼ di cucchiaino di sale se il condimento non è salato)

½ tazza di pomodori (tritati finemente, rimossi i semi e scolato il liquido; divisi)

¼ di tazza di pezzi di pancetta (cotti; divisi)

2 cucchiai di coriandolo fresco (tritato)

1 pizzico di pepe di Cayenna (opzionale - a piacere)

DIREZIONI:

01. Bollire le uova per 8-9 minuti.

02. Sgusciare le uova e tagliarle a metà. Estrarre i tuorli e metterli in una ciotola.

03. Aggiungere ai tuorli l'avocado, la maionese, il succo di lime e il condimento per taco.

Schiacciare fino ad ottenere un composto omogeneo. Se si desidera, aggiungere pepe di cayenna a piacere.

04. Aggiungere al composto di tuorli metà dei pomodori e metà dei pezzetti di pancetta.

05. Riempire il composto nelle metà dell'albume. Aggiungere i pomodori rimanenti, i pezzetti di pancetta e il coriandolo.

06. Servire immediatamente o raffreddare fino al momento di servire.

VALORI NUTRIZIONALI:

Calorie 134 kcal

Grasso 10 g

Proteine 7 g

Carboidrati totali 1 g

Carboidrati netti 1 g

Fibra 0 g

BOMBE DI GRASSO DI AVOCADO E UOVA

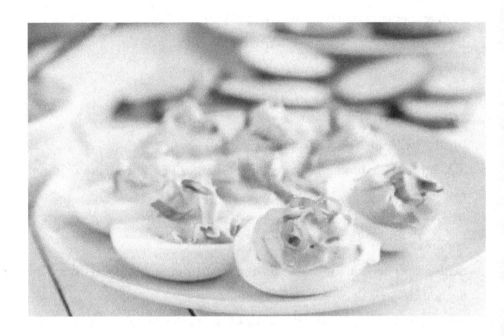

PORZIONI: 5

INGREDIENTI:

3 grandi tuorli d'uovo cotti

½ avocado grande, sbucciato e privato dei semi (100 g)

¼ di tazza di maionese (55 g)

1 cucchiaio di succo di limone o di lime

½ cucchiaino di sale, o a piacere pepe nero appena macinato

2 cucchiai di cipollotti tritati o erba cipollina

DIREZIONI:

01. Iniziare con la cottura delle uova. Riempire una piccola casseruola con

acqua fino a tre quarti. Aggiungere un buon pizzico di sale. Questo eviterà che le uova si rompano. Portare a ebollizione. Usando un cucchiaio, immergere ogni uovo dentro e fuori l'acqua bollente - facendo attenzione a non scottarsi. Questo eviterà che l'uovo si rompa perché il cambiamento di temperatura non sarà così improvviso. Per ottenere uova sode, sono necessari circa 10 minuti. Questo tempo funziona per le uova grandi. Una volta fatto, togliere dal fuoco e mettere in una ciotola piena di acqua fredda. Quando le uova sono raffreddate, togliete i gusci.

02. Dimezzare l'avocado e rimuovere i semi e la buccia. Tagliare le uova a metà e con attenzione, senza rompere l'albume, mettere i tuorli d'uovo in una ciotola.

03. Mettere l'avocado tagliato a pezzi in un robot da cucina e aggiungere i tuorli d'uovo, la maionese, il succo di limone, il sale e il pepe. Lavorare fino ad ottenere un composto omogeneo. In alternativa, schiacciate con una forchetta fino a renderlo cremoso e ben combinato.

04. Gustare con fette di cetriolo e cipollotto sopra, o ... riempire le metà dell'albume e fare le uova alla diavola. Per evitare l'imbrunimento, conservare in un contenitore ermetico e conservare fino a 5 giorni.

VALORI NUTRIZIONALI:

Carboidrati netti 1,1 g

Proteine 2,2 g

Grasso 14,8 g

Calorie 148 kcal

Carboidrati totali 2,5 g

Fibra 1,4 g

Zuccheri 0,3 g

Grasso saturo 2,7 g

Sodio 263 mg

Magnesio 8 mg

Potassio 141 mg

INVOLTINI KETO

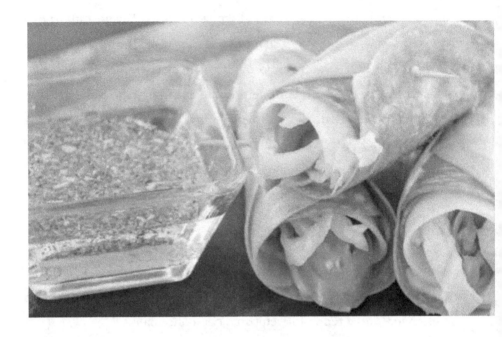

Pranzo ad alto contenuto di grassi, con 20g di grasso, 10g di proteine e meno di 1 carboidrato netto. Il perfetto pranzo Keto.

PORZIONI: 4

INGREDIENTI:

4 fette di salame di Genova

4 fette di mortadella

4 fette di soppressata

4 fette di salame piccante

4 fette di provolone o, per l'opzione senza formaggio, lattuga tagliuzzata e maionese

Extra condimento se desiderato: peperoni gialli, jalapenos o peperoni rossi arrostiti e olive nere

Olio di avocado o olio d'oliva

Aceto di sidro di mele

Stuzzicadenti

DIREZIONI:

01. Stratificare le fette di salumi dalla più grande alla più piccola.

02. Spalmate un sottile strato di maionese sulla pila, assicurandovi di lasciare spazio nella parte superiore del pezzo più grande per evitare che si spiaccichi quando li arrotolate.

03. Aggiungere una fetta di provolone sopra la maionese, a circa metà strada dalla cima. Aggiungere una piccola manciata di lattuga nella metà inferiore e completare con le guarnizioni desiderate (opzionale).

04. Avvolgere i salumi per ottenere un involtino

05. Quando si arriva alla fine, fissare i bordi esterni con uno stuzzicadenti.

06. Per servire, versare 2 parti di olio e 1 parte di aceto in una piccola ciotola

Immergere gli involtini nell'olio/aceto e gustare!

07. Conservare gli extra in frigorifero, avvolti singolarmente nella pellicola di plastica, fino a una settimana. Questi fanno un pranzo scolastico delizioso e facile.

VALORI NUTRIZIONALI:

Calorie 234,3 kcal

Carboidrati 0,9 g

Proteine 10 g

Grasso 20,6 g

BISCOTTI AL FORMAGGIO CREMOSO

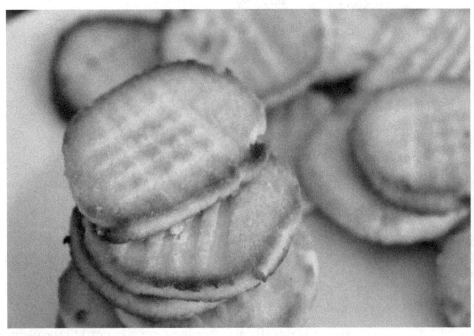

Biscotti cotti con crema di formaggio e farina di cocco

PORZIONI: 15 BISCOTTI

INGREDIENTI:

½ tazza di farina di cocco

3 cucchiai di formaggio cremoso ammorbidito

1 uovo

½ tazza di burro ammorbidito

½ tazza di eritritolo o altro sostituto dello zucchero

1 cucchiaino di estratto di vaniglia

½ cucchiaino di lievito in polvere

¼ di cucchiaino di sale

DIREZIONI:

01. In una ciotola, lavorate a crema il burro, il formaggio cremoso e l'eritritolo (o un sostituto dello zucchero a scelta).

02. Aggiungere la vaniglia extra e l'uovo. Sbattere fino a che non sia liscio.

03. Aggiungere la farina di cocco, il lievito in polvere e il sale e battere fino a quando non sono combinati. Il composto sarà appiccicoso.

04. Mettere il composto su un pezzo di carta oleata (o carta pergamena). Modellare in una forma di tronco, usando la carta per stendere e avvolgere.

05. Mettere in frigo a rassodare per almeno un'ora.

06. Preriscaldare il forno a 180°C gradi.

07. Foderare una teglia con carta da forno.

08. Togliere la pasta dal frigo e tagliarla a fette di 1 cm.

09. Mettere le fette sulla teglia.

10. Infornare per 15-18 minuti fino a doratura.

VALORI NUTRIZIONALI:

Calorie 91 kcal

Carboidrati 3 g

Proteine 1 g

Grasso 8 g

Fibra 2 g

Carboidrati netti 1 g

PANINO AL FORMAGGIO ALLA GRIGLIA

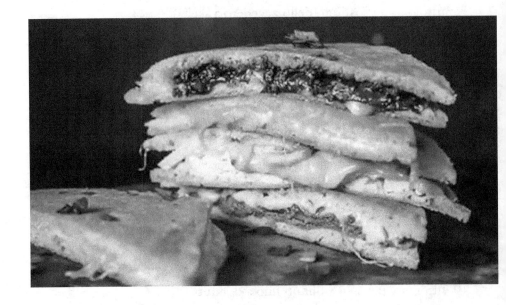

Non c'è niente di così soddisfacente come prendere una grande fetta di panino al formaggio grigliato e mordere quella bontà fusa. Soprattutto quando è a basso contenuto di carboidrati!

INGREDIENTI:

Pane:

¼ di tazza di farina di mandorle (25 g)

½ cucchiaino di lievito in polvere senza glutine

1 cucchiaio di olio d'oliva leggero o olio extravergine d'oliva (15 ml)

pizzico di sale marino

1 uovo grande

Ripieno:

1 fetta di formaggio cheddar (28 g)

1 fetta di formaggio svizzero (28 g)

Variazioni opzionali (da usare al posto del ripieno di cui sopra): 2 cucchiai di marmellata di pancetta

2-3 fette di formaggio Brie

una manciata di spinaci

113 grammi di pollo cotto,

¼ di avocado affettato,

1-2 fette di formaggio Jarlsberg

1-2 fette di pastrami,

3-4 fette di formaggio Provolone e 2 fette di cipolla rossa

DIREZIONI:

01. Mettere tutti gli ingredienti del pane in una piccola ciotola e mescolare bene.

02. Ungere un pirottino o un contenitore a forma di pane. Versare il composto nel contenitore e scuotere per distribuirlo uniformemente.

03. Cuocere al microonde per 90 secondi. Sformare e raffreddare su una rastrelliera. Nota: se non hai un microonde, puoi usare il forno. Preriscaldare a 175°C e cuocere per 12-15 minuti o fino a cottura ultimata.

04. Quando il pane si è raffreddato, tagliarlo a fette e spalmarle con il burro, se lo si desidera. Mettere le fette di formaggio al centro e tostare per circa 5 minuti (o provare una delle nostre varianti suggerite).

05. Mangiare con gusto. Conservare, avvolto, in frigorifero per un massimo di 2 giorni.

VALORI NUTRIZIONALI:

Carboidrati netti 4,3 g

Proteine 25,6 g

Grasso 49,4 g

Calorie 564 kcal

Carboidrati totali 6,8 g

Fibra 2,5 g

Zuccheri 1,5 g

Grasso saturo 14,8 g

Sodio 761 mg

Magnesio 90 mg

Potassio 276 mg

MARMELLATA DI PANCETTA A BASSO CONTENUTO DI CARBOIDRATI

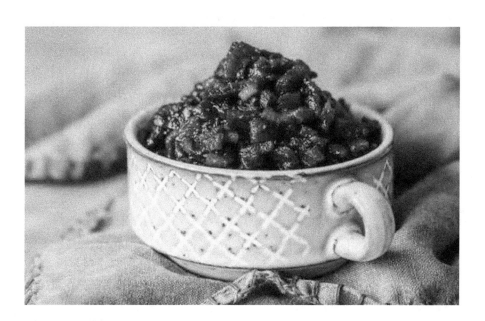

INGREDIENTI:

500 g di pancetta a fette

1 cipolla rossa grande (150 g)

½ tazza di stevia (80 g)

½ tazza di caffè nero forte (120 ml)

¼ di tazza di acqua (60 ml)

2 cucchiai di aceto balsamico (30 ml) - evitare l'aceto balsamico extra dolce e denso

1 cucchiaio di aminoacidi di cocco (15 ml)

DIREZIONI:

01.   Tagliare la pancetta in piccole strisce. Sbucciare e affettare la cipolla. Preparare il caffè e mettere da parte

02.   Cuocere la pancetta affettata in una padella fino a quando non è cotta ma non croccante.

03. Togliere la pancetta dalla padella e metterla in una ciotola da parte. Nella stessa padella dove avete cotto la pancetta aggiungete la cipolla rossa affettata e mescolate fino a coprirla con il grasso della pancetta. Cuocere fino a quando la cipolla è ammorbidita, circa 5 minuti.

04. Aggiungere la stevia, mescolare e cuocere a fuoco basso per 15 minuti fino a quando le cipolle sono caramellate.

05. Rimettere la pancetta nella padella e aggiungere il caffè e l'acqua. Cuocere a fuoco medio-alto per 30 minuti, mescolando regolarmente.

06. Mescolare l'aceto balsamico e l'aminoacido di cocco e cuocere per un altro paio di minuti.

07. Lasciare raffreddare leggermente e poi inserire la marmellata nei barattoli. Servire con pane keto e formaggio a fette come brie, manchego o formaggio di capra duro.

08. Conservare sigillato in frigorifero per un massimo di 2 settimane.

VALORI NUTRIZIONALI:

Carboidrati netti 1,2 g

Proteine 4,4 g

Grasso 7,9 g

Calorie 94 kcal

Carboidrati totali 1,3 g

Fibra 0,1 g

Zuccheri 0,9 g

Grasso saturo 2,6 g

Sodio 264 mg

Magnesio 5 mg

Potassio 85 mg

PATATINE DI PANCETTA E SALSA GUACAMOLE

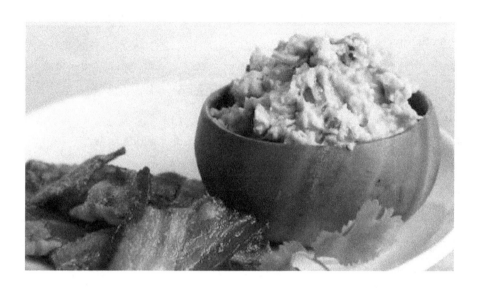

Sostituisci le tortillas con croccanti "patatine" di pancetta e immergiti in un ricco guacamole fino a che il tuo cuore non sarà soddisfatto!

INGREDIENTI:

8-10 strisce di pancetta tagliata spessa, allevata al pascolo

2 avocado

¼ di tazza di cipolla rossa, tritata

1 cucchiaio di coriandolo, tritato

1 cucchiaio di peperone jalapenos tritato

¼ di cucchiaino di cumino macinato

¼ di cucchiaino di sale marino

DIREZIONI:

01. Preriscaldare il forno a 190°C e foderare una teglia con carta da forno.

02. Affettare ogni striscia di pancetta in pezzi da 5-7 centimetri e disporli sulla teglia. Cuocere 15-20 minuti. Togliere dal forno e lasciare che la pancetta diventi croccante su un piatto.

03. In una piccola ciotola, usare una forchetta per schiacciare gli avocado. Mescolare la cipolla rossa, il peperone jalapenos, il cumino macinato e il sale marino.

04. Servire le patatine di pancetta accanto alla salsa guacamole.

VALORI NUTRIZIONALI:

Proteine 14 g

Carboidrati 4 g

Grasso 21 g

INSALATA DI UOVA ALL'AVOCADO

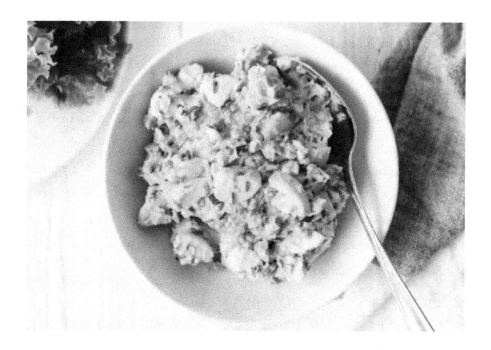

Questa sana insalata di uova è resa extra cremosa dall'aggiunta dell'avocado. Un tocco così gustoso sulla tradizionale insalata di uova. Le informazioni nutrizionali sono solo per l'insalata di uova e non includono informazioni sulla lattuga, se si sceglie di fare involtini di lattuga con questo.

PORZIONI: 6

INGREDIENTI:

6 uova sode

2 avocado, tagliati a dadini

½ limone

¼ di tazza di cipolla rossa tritata

2 cucchiaini di aneto fresco

½ cucchiaino di sale

½ cucchiaino di pepe

DIREZIONI:

01. Sbucciare e tagliare a dadini le uova sode e metterle in una ciotola media.

02. Aggiungere l'avocado alle uova e mescolare bene. L'avocado diventerà più cremoso.

03. Spremere la metà del limone sulle uova e mescolare con la cipolla, l'aneto, il sale e il pepe. Mescolare bene per unire il composto.

04. Servire immediatamente.

VALORI NUTRIZIONALI:

Calorie 160 kcal

Grasso totale 12 g

 Grasso saturo 3g

Grasso trans 0 g

Grasso insaturo 8 g

Colesterolo 187 mg

Sodio 242 mg

Carboidrati 6 g

Fibra 3 g

Zucchero 1 g

Proteine 7 g

TOAST CON AVOCADO, PISTACCHIO E POMODORO

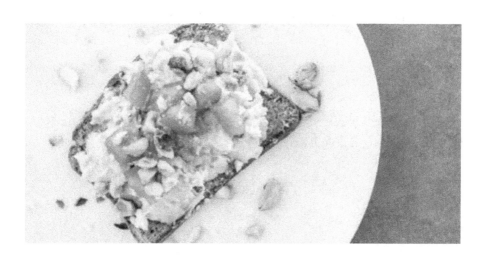

PORZIONI: 1

INGREDIENTI:

1 fetta di pane Keto, tostato

½ avocado maturo

½ cucchiaino di succo di lime

⅛ Pomodoro tagliato in dadi

6 pistacchi, tritati

Sale marino a piacere

2 cucchiai (10 ml) di olio extravergine d'oliva

VALORI NUTRIZIONALI:

Calorie 376 kcal

Zucchero 1 g

Grasso 38 g

Carboidrati 11 g

Fibra 8 g

Proteine 5 g

DIREZIONI:

01. Tostare una fetta di pane Keto.

02. Tagliare l'avocado a metà e versarvi sopra il succo di lime.

03. Mettere la metà dell'avocado sopra il pane tostato e schiacciarlo sul pane.

 04. Cospargere i pomodori a cubetti, i pistacchi tritati e il sale marino sull'avocado.

05. Spruzzare olio extravergine d'oliva sul toast di avocado.

06. Da gustare con coltello e forchetta o con le mani.

GUSTOSE POLPETTE DI FETA (SENZA UOVA)

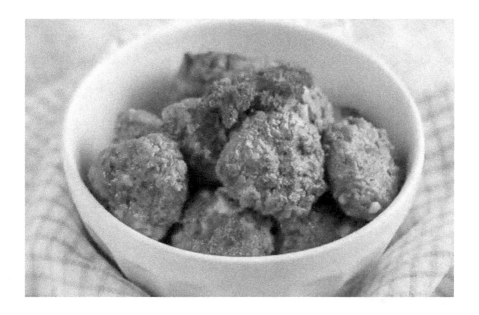

INGREDIENTI:

400 g di manzo macinato biologico

115 g di formaggio feta biologico sbriciolato

2 cucchiaini di origano biologico essiccato

2 spicchi d'aglio biologico, sbucciati e schiacciati

60 g di yogurt greco biologico intero

DIREZIONI:

01. Unire tutti gli ingredienti in una grande ciotola. Mescolare bene con le mani pulite fino a quando la miscela è ben mescolata. Questo richiede un paio di minuti.

02. Formare delle polpette della dimensione preferita fino ad esaurimento del macinato.

03. Cuocere le polpette in una padella nel burro o nell'olio d'oliva. Potete anche grigliarle. Non cuocere troppo a lungo, solo fino a quando le polpette sono appena cotte altrimenti potrebbero risultare asciutte.

VALORI NUTRIZIONALI:

Proteine 24,2 g

Grasso 17,3 g

Carboidrati netti 0,9 g

Calorie 256 kcal

POLLO KETO CRACK

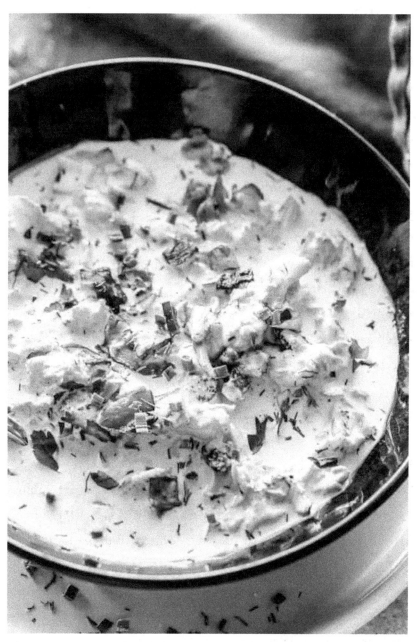

Ricco, cremoso e pieno di sapore, questo Keto è sicuramente una cena preferita della famiglia.

PORZIONI: 8

INGREDIENTI:

2 fette di pancetta, tritate

910 g di petti di pollo senza pelle e disossati

2 blocchi di formaggio cremoso (227 g)

½ tazza (120 ml) di acqua

2 cucchiai di aceto di sidro di mele

1 cucchiaio di erba cipollina secca

1½ cucchiaino di aglio in polvere

1½ cucchiaino di cipolla in polvere

1 cucchiaino di pepe rosso macinato

1 cucchiaino di aneto secco

¼ di cucchiaino di sale

¼ di cucchiaino di pepe nero

½ tazza (57 g) di cheddar tagliuzzato

1 scalogno, parti verdi e bianche, tagliate sottili

VALORI NUTRIZIONALI:

Calorie 437 kcal

Grasso 27,6 g

Potassio 390 mg

Carboidrati netti 4,3 g

Carboidrati 4,5 g

Sodio 420 g

Fibra 0,2 g

Proteine 41.2 g

DIREZIONI:

01. Accendere la pentola a pressione, premere Salute e aspettare 2 minuti che la pentola si riscaldi. Aggiungere la pancetta tritata e cuocere fino a renderla croccante. Trasferire su un piatto e mettere da parte. Premere "Annulla" per interrompere il soffritto.

02. Aggiungere il pollo, la crema di formaggio, l'acqua, l'aceto, l'erba cipollina, l'aglio in polvere, la cipolla in polvere, i fiocchi di pepe rosso macinato, l'aneto, il sale e il pepe nero nella pentola. Accendere la pentola

su Alta Pressione per 15 minuti e poi fare un rilascio rapido.

03. Usare le pinze per trasferire il pollo in un grande piatto, sminuzzarlo con 2 forchette e rimetterlo nella pentola.

04. Mescolare il formaggio cheddar.

05. Aggiungere la pancetta croccante e lo scalogno e servire.

ZUPPA DI FETA AL POMODORO

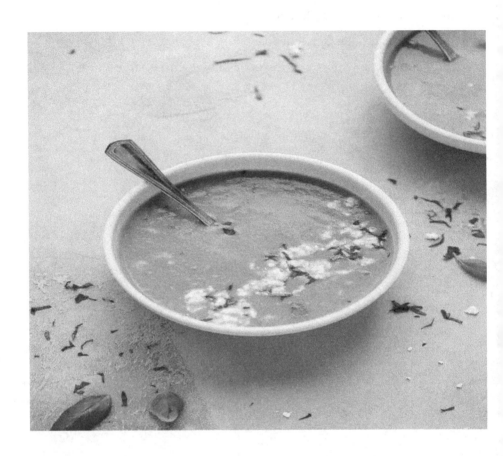

INGREDIENTI:

2 cucchiai di olio d'oliva o burro

¼ di tazza di cipolla tritata

2 spicchi d'aglio

½ cucchiaino di sale

⅛ cucchiaino di pepe nero

1 cucchiaio di salsa al pesto - opzionale

½ cucchiaino di origano secco

1 cucchiaino di basilico secco

1 cucchiaio di concentrato di pomodoro - opzionale 10 pomodori, spellati, privati dei semi e tritati

140 grammi di lattine di pomodori pelati

1 cucchiaio di miele, zucchero o eritritolo - opzionale

3 tazze di acqua

⅓ Coppa di panna pesante

⅔ Coppa di formaggio feta - sbriciolato

DIREZIONI:

01. Scaldare l'olio d'oliva (burro) a fuoco medio in una grande pentola. Aggiungere la cipolla e cuocere per 2 minuti, mescolando spesso. Aggiungere l'aglio e cuocere per 1 minuto. Aggiungere i pomodori, sale, pepe, pesto (opzionale), origano, basilico, concentrato di pomodoro e acqua. Portare a ebollizione, poi ridurre a fuoco lento. Aggiungere il dolcificante.

02. Cuocere a fuoco medio per 20 minuti, fino a quando i pomodori sono teneri e cuociono. Usando un frullatore a immersione, frullare fino ad ottenere un composto liscio. Aggiungere la panna pesante e il formaggio feta. Cuocere ancora per 1 minuto.

03. Aggiungere altro sale se necessario. Servire caldo.

VALORI NUTRIZIONALI:

Calorie 170 kcal

Grasso 13 g

Grasso saturo 8 g

Colesterolo 43 mg

Sodio 464 mg

Potassio 542 mg

Carboidrati 10 g

Fibra 2 g

Zucchero 6 g

Proteine 4 g

FRULLATO VERDE A BASSO CONTENUTO DI CARBOIDRATI

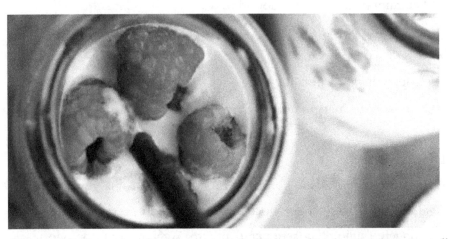

Questo deliziosa e nutriente ricetta di frullato verde a basso contenuto di carboidrati ha il sapore di un frullato, ma senza i carboidrati! Il modo più delizioso e sano per iniziare la giornata!

PORZIONI: 2

INGREDIENTI:

½ Avocado

1 tazza di spinaci

1 misurino di polvere proteica alla Vaniglia

½ tazza di latte di mandorla

5-6 foglie di menta

Succo di limone opzionale

DIREZIONI:

01. Mettere tutti gli ingredienti: in un frullatore e frullare!

02. Aggiungete le vostre guarnizioni!

VALORI NUTRIZIONALI:

Calorie 150 kcal

Carboidrati 5 g

Proteine 14 g

Grasso 8 g

Grasso saturo 1 g

Colesterolo 30 mg

Sodio 135 mg

Potassio 388 mg

Fibra 3 g

Zucchero 1 g

FRULLATO PROTEICO KETO

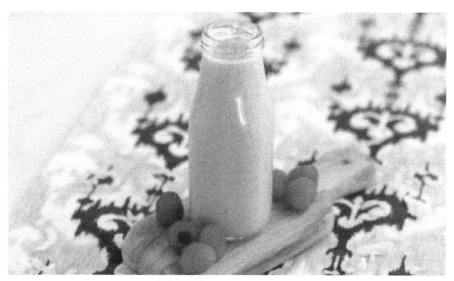

Aggiungi una dose di proteine alla tua mattina con questo dolce e cremoso frullato proteico keto - senza proteine in polvere! La polvere di collagene è un'alternativa più pulita alla maggior parte delle proteine in polvere, con incredibili benefici per le articolazioni, i capelli e le unghie. Non ne sentirete il sapore, ma il vostro corpo apprezzerà la spinta nutriente!

PORZIONI: 1

INGREDIENTI:

1 tazza di latte di cocco

⅓ tazza di lamponi congelati

1 cucchiaio di olio di cocco

 1 misurino di collagene dolcificante a scelta, a piacere

DIREZIONI:

01. Aggiungere tutti gli ingredienti in un frullatore e frullare fino ad ottenere un composto omogeneo.

02. Servire e gustare

! Produce 1 frullato proteico keto.

VALORI NUTRIZIONALI:

Calorie 549 kcal

Zucchero 6 g

Grasso 50 g

Carboidrati 10 g

Fibra 3 g

Proteine 10 g

FRULLATO VERDE KETO

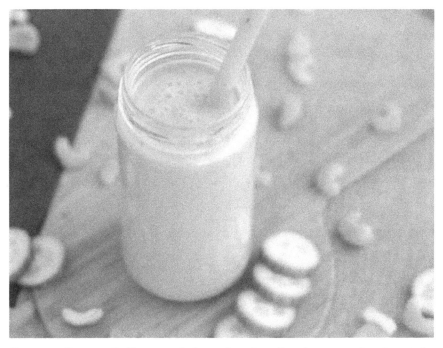

Questo vibrante frullato verde keto è carico di colore, nutrienti e verdure! Il cetriolo e il sedano creano un'esplosione di sapore rinfrescante, mentre l'avocado e il latte di anacardi mantengono la consistenza liscia come la seta. Con un pizzico di MCT energizzante, è una colazione a basso contenuto di carboidrati semplice e sorseggiabile per alimentare la tua mattina!

PORZIONI: 1

INGREDIENTI:

½ tazza di latte di anacardi

1 cetriolo

1 gambo di sedano

½ avocado

1 cucchiaio di olio di cocco

1 cucchiaino di polvere di matcha dolcificante a scelta, a piacere

DIREZIONI:

01.   Aggiungere tutti gli ingredienti in un frullatore e frullare fino ad ottenere un composto omogeneo.

02.   Servire e gustare

VALORI NUTRIZIONALI:

Calorie 278 kcal

Zucchero 2 g

Grasso 27 g

Carboidrati 12 g

Carboidrati netti 6 g

Fibra 6 g

Proteine 3 g

FRULLATO ANTINFIAMMATORIO AL LATTE

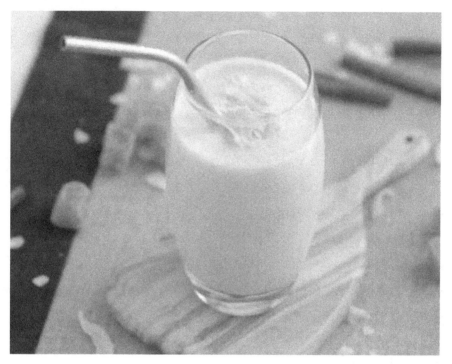

Per un sapore eccitante e una spinta di super, prova questo frullato anti-infiammatorio al latte dorato! È fatto con 2 degli alimenti antinfiammatori più potenti sulla Terra: curcuma e zenzero. Frullalo con cubetti di latte di cocco congelati per un frullato keto ultra cremoso e ricco di grassi sani, con soli 4 g di carboidrati netti!

PORZIONI: 1

INGREDIENTI:

6-8 cubetti di ghiaccio al latte di cocco, leggermente scongelati (o 1 tazza di latte di cocco)

1-2 cucchiai di latte di cocco o acqua supplementari

½ cucchiaino di vaniglia

1 cucchiaio di olio di cocco

½ cucchiaino di curcuma

¼ di cucchiaino di cannella

Pizzico di zenzero macinato

Pizzico di sale

Dolcificante di scelta a piacere

DIREZIONI:

01. Aggiungere tutti gli ingredienti in un frullatore e frullare fino ad ottenere un composto omogeneo.

02. Servire e gustare

Per fare i cubetti di ghiaccio al latte di cocco:

01. Agitare la lattina di latte di cocco, frullare il latte, o sbattere bene fino a che non sia liscio senza grumi.

02. Versare in un vassoio per cubetti di ghiaccio e congelare per 3-4 ore o durante la notte.

VALORI NUTRIZIONALI:

Calorie 492 kcal

Zucchero 3 g

Grasso 50 g

Carboidrati 4 g

Fibra 0 g

Proteine 0 g

FRULLATO KETO ALLA CANNELLA E MANDORLE

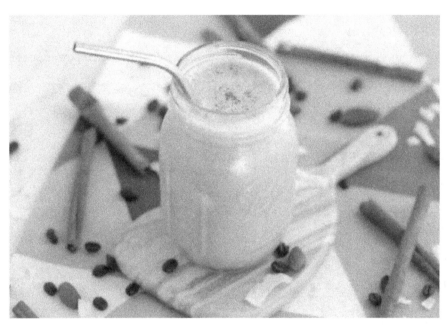

Il tuo caffè e la colazione tutto in una tazza con questo frullato chetogenico. I cubetti di latte di cocco congelati aggiungono cremosità e grassi nutrienti, senza annacquare il vostro caffè. Ogni sorso alla cannella di questo frullato è soddisfacente, energizzante e pieno di grassi!

PORZIONI: 1

INGREDIENTI:

1 tazza di caffè

3-4 cubetti di ghiaccio al latte di cocco (o ½ tazza di latte di cocco)

1 cucchiaio di olio di cocco o di olio MCT

2 cucchiai di burro di mandorle

1 cucchiaio di farina di lino

½ cucchiaino di cannella, dolcificante a scelta, a piacere

Pizzico di sale

DIREZIONI:

01. Aggiungere tutti gli ingredienti in un frullatore e frullare fino ad ottenere un composto omogeneo.

02. Servire e gustate! Produce 1 frullato

VALORI NUTRIZIONALI:

Calorie 503 kcal

Zucchero 3 g

Grasso 49 g

Carboidrati 11 g

Fibra 5 g

Proteine 9 g

PEPERONI JALAPENOS CON POLLO ALLA BUFALA

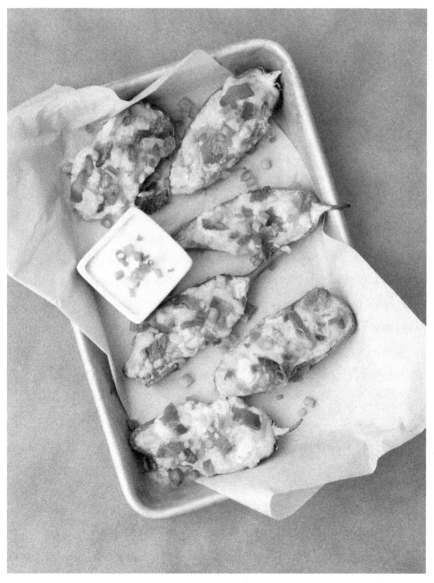

Due antipasti tradizionali, hanno appena ricevuto un grande cambiamento con questa ricetta. Non dovrete scegliere tra i Peperoni jalapenos o le ali di pollo alla bufala, perché potrete avere entrambi in un unico piatto Aggiungete un po' di salsa ranch o un condimento al formaggio blu di capra sul lato, e sarete pronti a gustare!

PORZIONI: 5-6

INGREDIENTI:

30 grandi peperoni jalapenos, dimezzati nel senso della lunghezza e con i semi

2 Kg di pollo macinato

6 spicchi d'aglio, tritati

1 ½ cucchiaino di cipolla in polvere

1 ½ cucchiaino di sale marino fine

340 grammi di formaggio cremoso (1 ½ tazza), ammorbidito

1 ½ tazza di formaggio blu di capra sbriciolato, diviso

¾ di tazza di mozzarella tagliuzzata

¾ di tazza di salsa per ali di bufalo

12 strisce di pancetta, cotte croccanti e sbriciolate

6 cipolle verdi, affettate, per guarnire

Salsa Ranch, per servire

DIREZIONI:

01. Preriscaldare il forno a 180°C. Rivestire una teglia con un tappetino in silicone o carta da forno. Distribuire le metà di jalapenos sulla teglia.

02. Scaldare una grande padella a fuoco medio. Nella padella, aggiungere il pollo, l'aglio, la cipolla in polvere e il sale marino. Soffriggere fino a quando il pollo non è più rosa ed è cotto fino in fondo.

03. Trasferire il pollo cotto in una grande ciotola e aggiungere il formaggio

cremoso, ¼ di tazza di formaggio blu di capra sbriciolato, mozzarella e salsa per ali di Buffalo. Mescolare fino a quando tutti gli ingredienti sono ben combinati.

04. Riempire ogni jalapenos con un po' di composto di pollo. Aggiungere il restante ¼ di tazza di formaggio blu sbriciolato e la pancetta.

05. Cuocere per 30 minuti, fino a quando la parte superiore è dorata.

06. Aggiungere le cipolle verdi prima di servire.

VALORI NUTRIZIONALI:

Calorie 252 kcal

Grasso 19 g

Carboidrati 4,6 g

Fibra 1 g

Proteine 16 g